大道至简

——有尊严地活过一百岁

林超岱 著

中国中医药出版社

·北京·

图书在版编目（CIP）数据

大道至简：有尊严地活过一百岁 / 林超岱著 . —北京：中国中医药出版社，2014.1
ISBN 978-7-5132-1697-5

Ⅰ . ①大… Ⅱ . ①林… Ⅲ . ①养生（中医）—基本知识 Ⅳ . ① R212

中国版本图书馆 CIP 数据核字（2013）第 257882 号

中国中医药出版社出版

北京市朝阳区北三环东路 28 号易亨大厦 16 层

邮政编码 100013

传真 010 64405750

廊坊市兰新雅彩印有限公司印刷

各地新华书店经销

＊

开本 787×1092 1/16 印张 9 字数 121 千字

2014 年 1 月第 1 版 2014 年 1 月第 1 次印刷

书号 ISBN 978-7-5132-1697-5

＊

定价 58.00 元

网址 www.cptcm.com

如有印装质量问题请与本社出版部调换

版权专有 侵权必究

社长热线 010 64405720

购书热线 010 64065415 010 64065413

书店网址 csln.net/qksd/

官方微博 http://e.weibo.com/cptcm

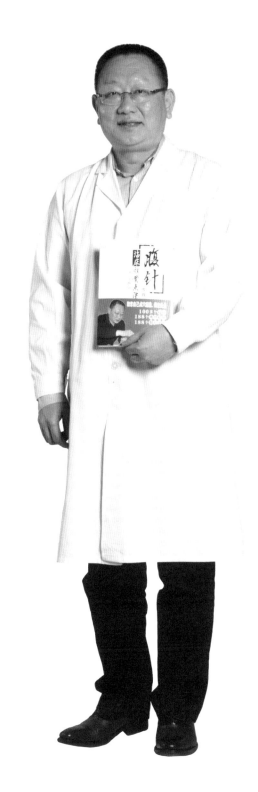

身边雷锋最美北京人

学习雷锋为人民服务，
贵在不求回报，
重在持之以恒。

林超岱
中国中医药出版社副社长

2013 年 3 月 4 日～20 日由首都精神文明建设委员会
在中华世纪坛举办的"永远的雷锋"大型主题展览活动时的宣传图片

学得会、用得上、有效果

一

没有健康就没有小康。人民的健康、快乐、长寿既是实现中国梦的基础，更是中国梦的终极目标。

作为一名中医，在临床上运用腹针疗法和中药治愈了许多重大疑难疾病，欣慰之余，我十分明白防病比治病重要得多，一个人在日常生活中养成良好规律和习惯对于健康更具意义，所以，当我面对每一位患者朋友采取治疗措施后，均要教授他们养生保健的方法，但毕竟能当面受益的人数量是有限的。因此，我愿意将我关乎健康长寿的"第一责任人"、"无疾而终"、"超岱长命百岁六原则"、"林氏晨操"、"疼痛应急自救点穴"等重要的理念和简便、有效、零费用的方法无私地、全盘地奉献给广大民众，为实现中国梦贡献自己的一份力量。

二

第一个重大观念：谁是我们生命（身体）的第一责任人？

未病时——1. 自己；2. 配偶；3. 子女；4. 医生。

已病时——1. 医生；2. 自己。归根到底还是自己！

第二个重大观念：无疾而终。

健康可期：健康其实并不难，只要改进我们的衣、食、住、行、娱，顺应大自然的规律去生活，"春来花自青，秋至叶漂零"，一切顺其自然，当然可以无疾而终。

佛说八苦：生、老、病、死、爱别离、怨憎会、求不得、五阴炽盛。

西医：人吃五谷杂粮，自然会生、老、病、死。

中医：人不仅有喜、怒、忧、思、悲、恐、惊七情变化，而且同样要吃五谷杂粮，但是中医认为人的生长规律却是生、长、壮、老、已。

请注意中医讲的人的生长规律中并没有"病"和"死"的概念，也就是说如果能够按照中医的思维和要求去生活的话是不应该发生疾病的——"无病"，最多会有不舒服的症状，通过中医的方法调理就能很快消除；而我们可以慢慢地老去，最后活过百岁，无疾而终——不是痛苦地、无望地躺着死去，而是有尊严地、有质量地、微笑着坐着"度百岁乃去"。

超岱长命百岁六原则：

一切有利于健康长寿的事多做，不利于健康长寿的事不做或少做，必须牢固树立人完全可以"无疾而终"的理念。

1. 心态——良好心态（自强不息、与人为善、知足常乐、心安理得、恬惔虚无、真气从之）。

2. 睡眠——正确睡眠（避风、盖肚、睡子午觉、早睡早起；忌久卧伤气）。

3. 大便——每天大便（摩腹、提肛）。

4. 饮食——合理饮食（少一点、暖一点、淡一点、素一点、早一点；多喝粥；戒烟限酒；喝温开水；忌冷饮；少喝饮料）。

5. 活动——主动活动（提倡快走慢跑、散步、打太极拳、舞太极剑、游泳、打门球、打高尔夫球；50岁以后慎打羽毛球、乒乓球、网球、篮球、排球、保龄球，慎登山、爬楼梯）。

6. 学习——终身学习（晨朗诵、暮默念，日日不辍。学习是改变自己的根本）。

林氏晨操：

1. 摩腹——按摩五脏六腑，从"根上"解决问题。

2. 揉腰——襄助肾气，疏通经络。

3. 瞪眼——凝聚肝气，清肝明目。

4. 搓耳——延迟或减轻耳鸣耳聋症状。

5. 梳头——提振精神，清醒头脑。

6. 鸣天鼓——延缓记忆力减退。

7. 搓涌泉——阴阳交接，养肾固精。

8. 提肛——提升阳气，通利大便。

我曾经接诊过一位朋友的母亲。老人家今年95周岁，身体健康硬朗，思维敏捷，生活自理，这都得益于老人家坚持做晨操和有规律的生活习惯。2010年9月她双膝关节疼痛卧床月余后找我诊治，我运用腹针疗法为她治疗9次而获临床痊愈，同时将"林氏晨操"教授给她，规范升华了她原来的晨操。2011年10月某天老人家在小区花园散步时被一群六七十岁的"小老太太"们"捧杀"了，原本每天在花园散步4圈的她却一口气走了10圈，当晚双膝疼痛难忍，一夜无眠。次日一早朋友给我打电话，恰逢周六，我紧急出诊。在量取腹部穴位时老太太因为膝关节剧痛而不能平躺，嘱其忍耐两分钟。俟我调好腹针深浅，疼痛戛然而止，待我转身想询问老太太时，她老人家已然睡着了。此后治疗15次而获临床痊愈，迄今未再犯。问及"林氏晨操"的效果，老人家一是天天坚持，二是对"林氏晨操"赞赏有加。

朋友母亲的故事再一次印证了我的观点：一是坚持晨操，每天在床上做自我全身按摩，可以收到很好的养生保健的效果。二是任何活动（运动）都不能过激，超出自己的能力范围马上就会出问题，比如50岁以后就要慎重参加激烈运动了。三是我提炼归纳并奉献给大家的这套"林氏晨操"照顾全面，八个动作环环相扣、简便易行、安全舒服（您还可以增加1～2个，如叩齿等拓展动作，但建议总数不超过10个为宜），对于上班族来说做30分钟的"林氏晨操"，全天精神抖擞；对于退休在家的老年人来说您可以做上1～2个小时，周身通泰舒坦。只要每天坚持，谁都可以做到健康长寿、无疾而终。

六大疼痛应急自救点穴：

在日常生活中大家可能会经常受到头痛（偏头痛）、颈部疼痛、肩部疼痛、胃痛、痛经、膝关节疼痛的困扰，我为大家呈上了"应急自救点穴腹部取穴方法"和"六大疼痛应急自救点穴操作要点"，大家可以在家或单位用筷子点穴自救。

另外，"超岱长命百岁六原则日常监督表"就是要请大家剪下来复印后贴在墙上或床头，每天相互监督，坚持21天即成习惯，见到成效。

深邃的道理——"大道"往往可以用一种简洁的形式表达出来，问题的关键在于如何持之以恒，如何未雨绸缪。中医讲"上工不治已病治未病"，发生不舒服的症状，是身体在提醒我们要改变以往的生活习惯了。发生症状有来就有去，只要按照我们中医的和上述方法去生活，实现"无病到天年"是不是再正常不过的事情呢？

如果您看到这里完全领会了我的意思，并且能够照着去做的话，那么您大可不必购买本书了，节省下来的钱干点别的或者捐给慈善事业吧。我的宗旨就是想通过图画的形式，既简洁明了又通俗易懂地将上述观念和行为表现出来，使大家学得会、用得上、有效果。

三

感谢北方工业大学艺术学院副院长鞠洪深教授和"鞠洪深工作室"谭丽丽、李超强等的精心设计和高品位绘画，为本书增光添彩，使其有了质的飞跃。感谢照片摄影者北方工业大学孙静远老师、我大学同学美籍华人邝升先生和鞠小乐同学（北京服装学院）所奉倾心之作。

感谢我社王国辰社长和我所有的同事，是他们给予了我极大的支持、理解和帮助，才使我不断进步。

感谢我的夫人张杰女士和女儿林泰骄同学（北京中医药大学中医临床专业传承班大四学生），十几年来对我几乎每天都在利用自己休息时间为大家义诊行为的支持、宽容，他们包揽了家里的全部后勤工作，使我能够全心全意为大家服务。本书实际上是她娘儿俩"策划"的，正是她们在我给外交部离休部长们做健康宣讲后提出的建议，坚定了我完成本书的决心。

特别感谢首都精神文明建设委员会和北京市朝阳区人民政府（由朝阳区文明办上报）对我的肯定和鼓励，今年初荣获"身边雷锋——最美北京人"光荣称号，我将按照我所写的感想——"学习雷锋为人民服务，贵在不求回报，重在持之以恒"，不断完善和升华，并一直坚持下去。

四

由于自己才疏学浅，本书错误在所难免，敬请各位专家提出宝贵意见，以便再版时完善。

来吧，现在就让我们承担起自己生命第一责任人的责任吧！

来吧，现在就开始我们快乐生命之旅吧！

林超岱于半壶斋

二〇一三年九月二十六日

目　录

第一个重大观念

谁是我们生命 (身体) 的第一责任人?

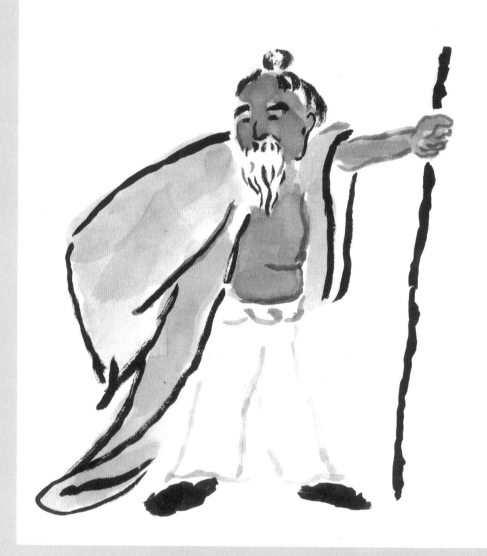

一、未病时

一是自己。

第一责任人当然是我们自己。

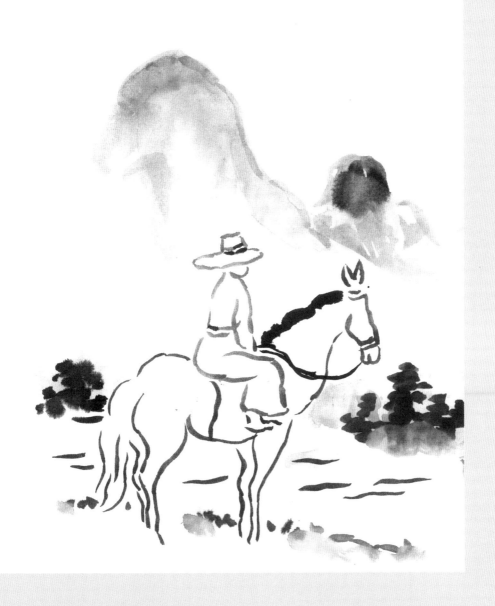

二是配偶。

第二是配偶，举案齐眉、相敬如宾。

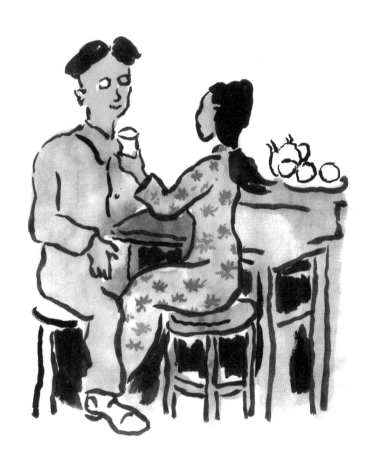

三是子女。

第三是子女，恪尽孝道，起督促、帮助作用。

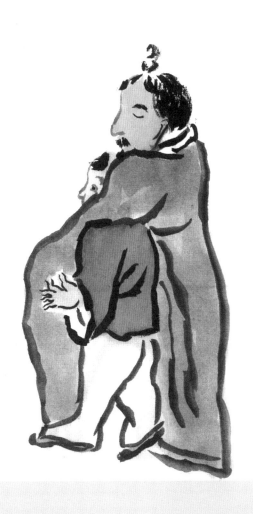

四是医生。

第四才是找医生。

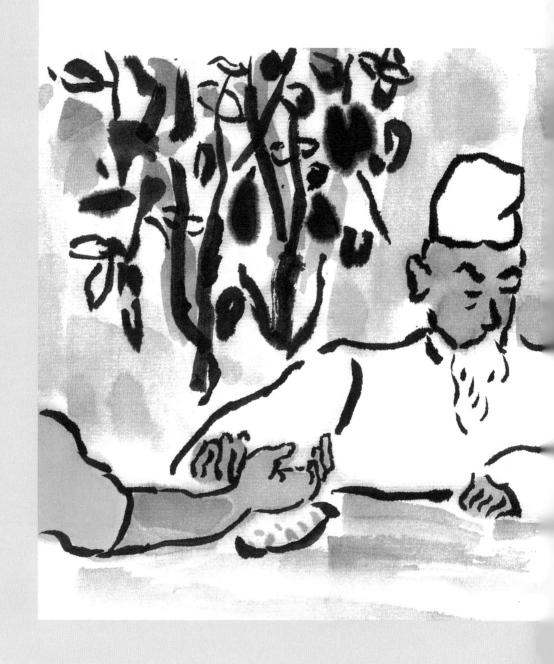

第一个重大观念

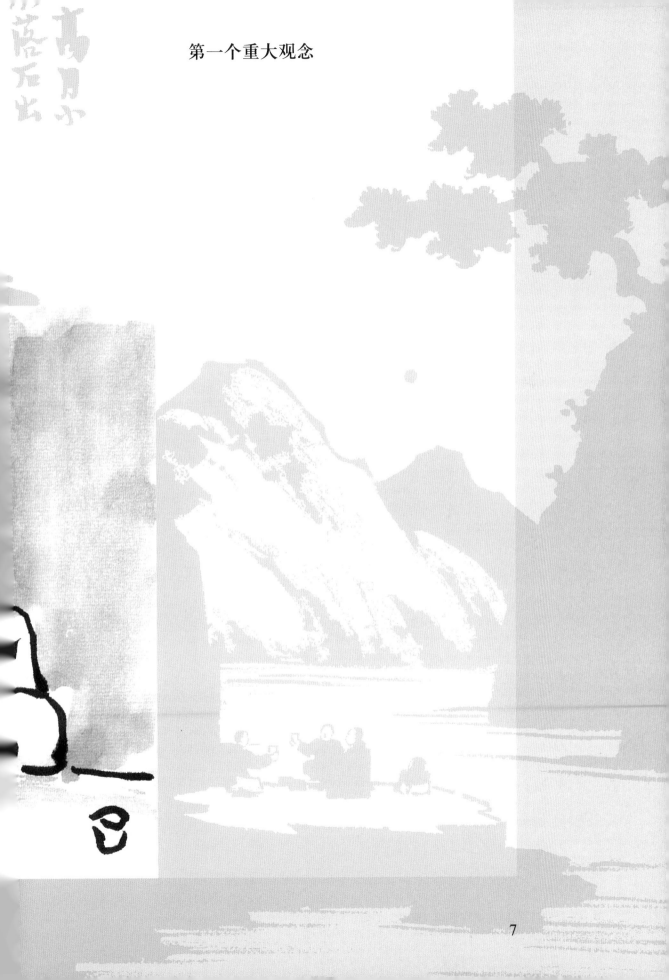

二、已病时

一是医生。

首先应该去找医生，但是去哪找、找什么样的医生可是体现您的知识和智慧哦。

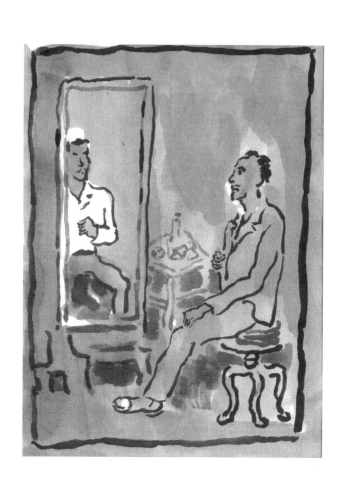

二是自己。

归根到底还是我们自己！自己的观念、行动、体质、习惯等。

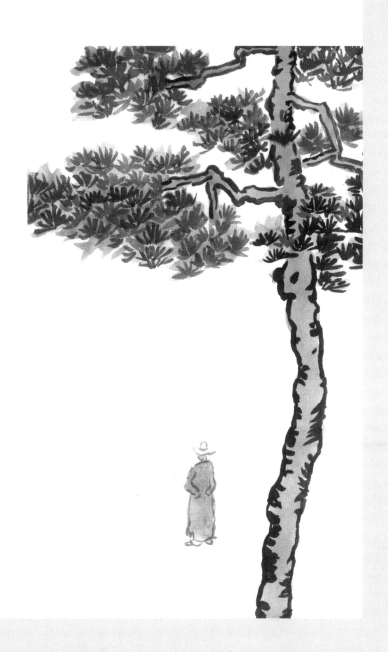

第二个重大观念

无疾而终！

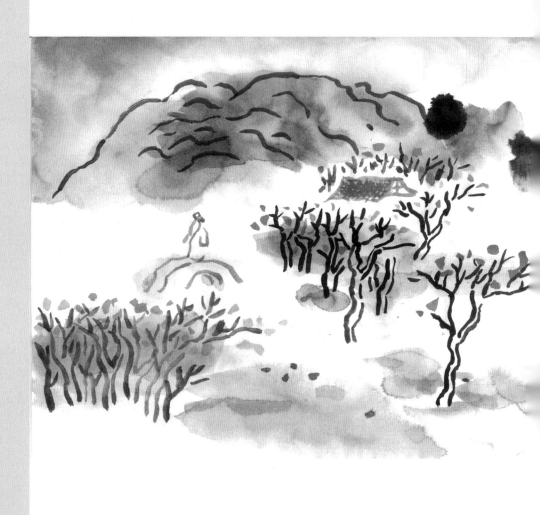

一、健康可期

健康其实并不难，完善我们的衣、食、住、行、娱。

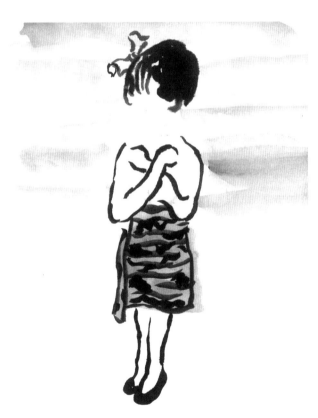

衣

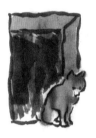

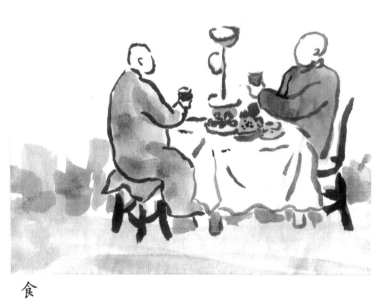

食

第二个重大观念

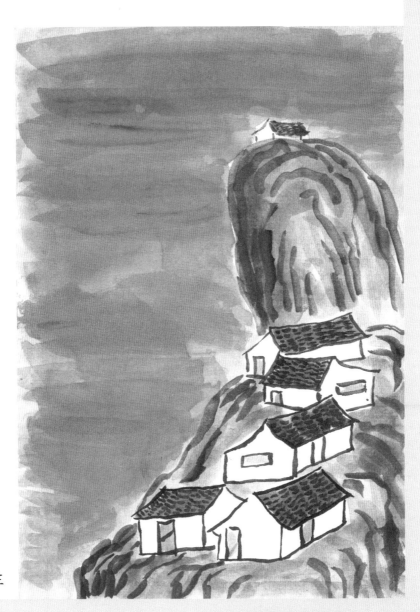

住

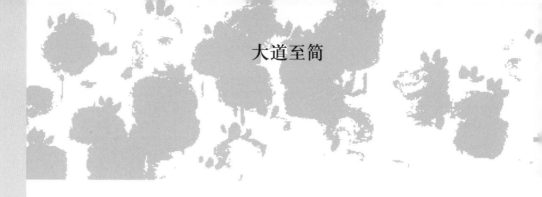

大道至简

行

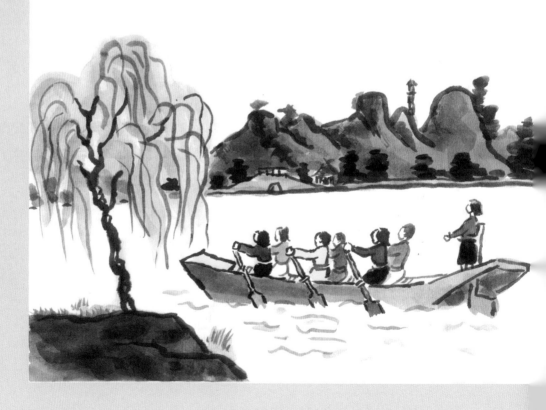

第二个重大观念

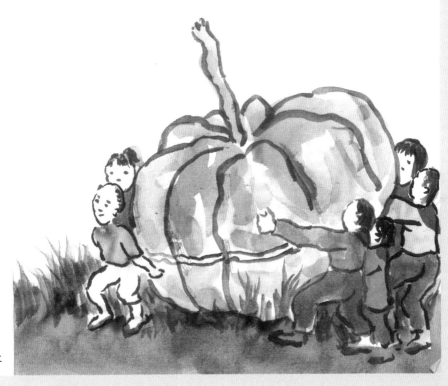

娱

大道至简

　　顺应大自然的规律去生活，"春来花自青，秋至叶漂零"，一切顺其自然，当然可以无疾而终。

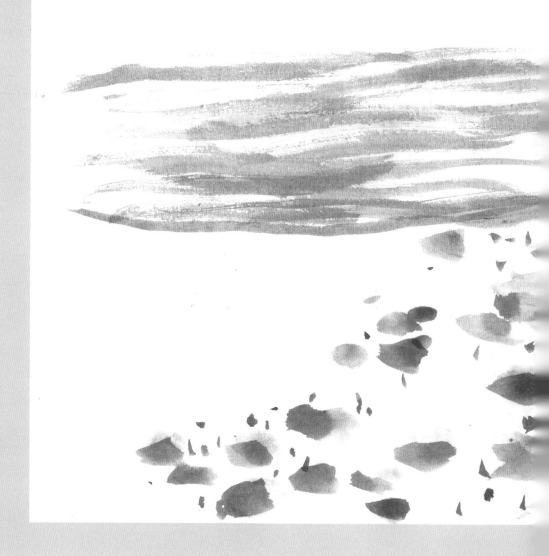

第二个重大观念

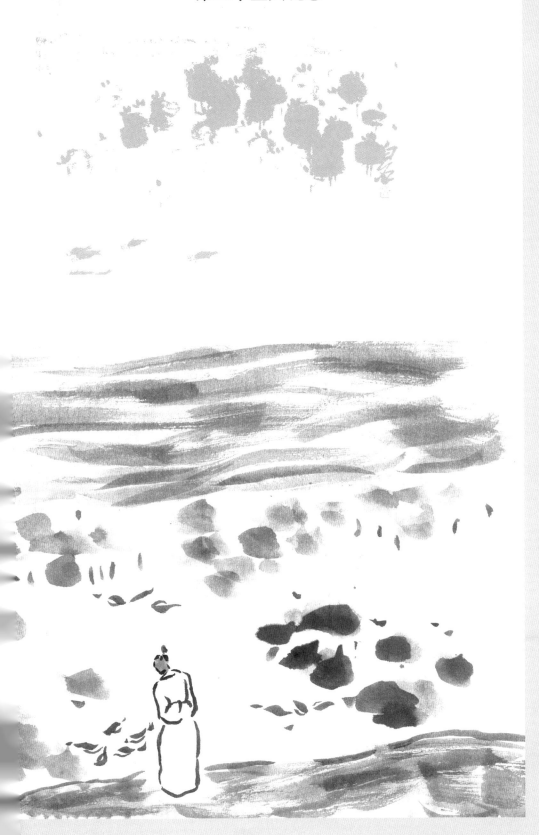

二、佛说八苦

　　生、老、病、死、爱别离、怨憎会、求不得、五阴炽盛。

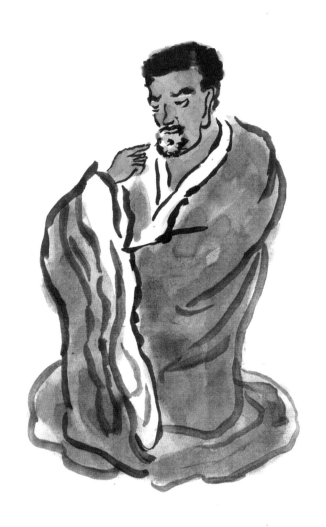

第二个重大观念

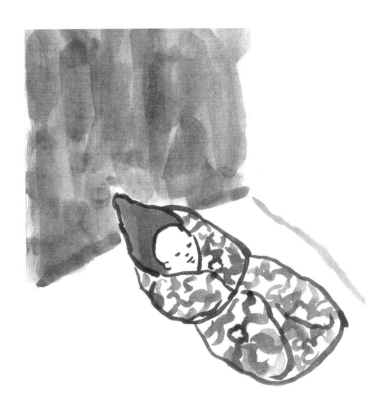

生

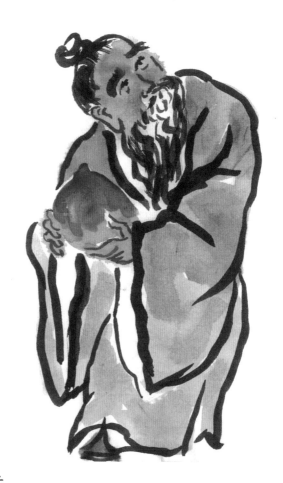

老

第二个重大观念

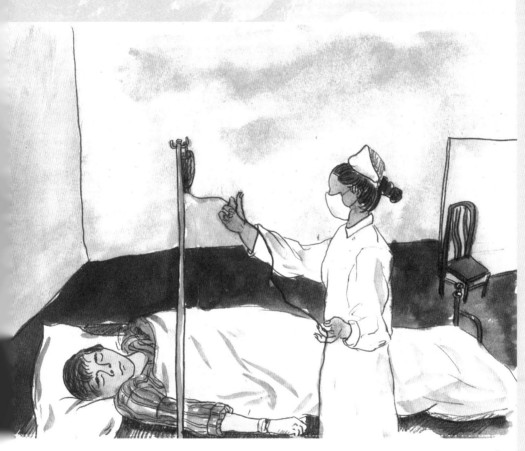

病

大道至简

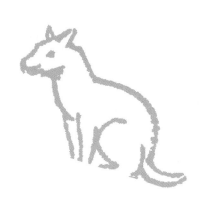

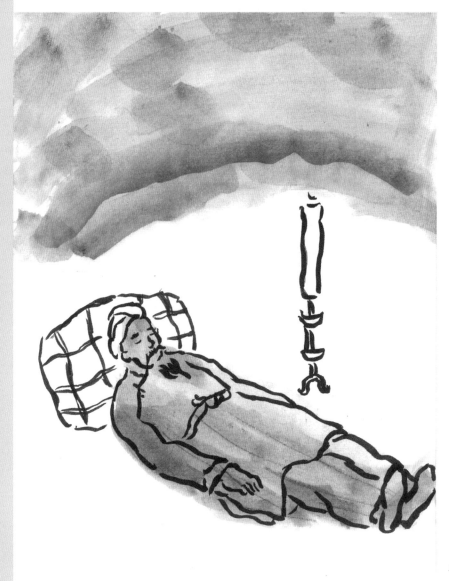

死

第二个重大观念

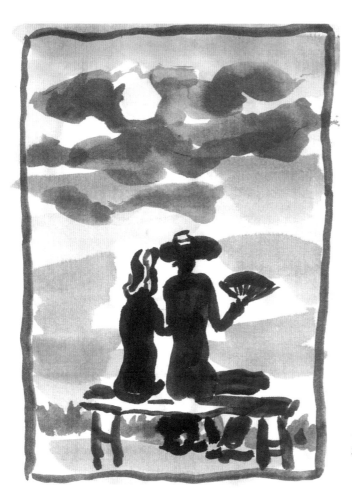

爱别离

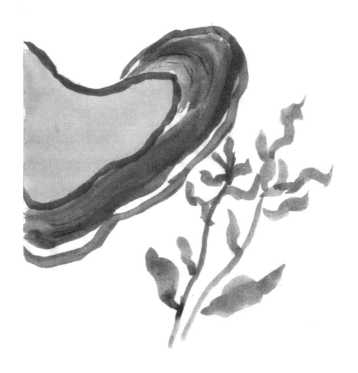

怨憎会

第二个重大观念

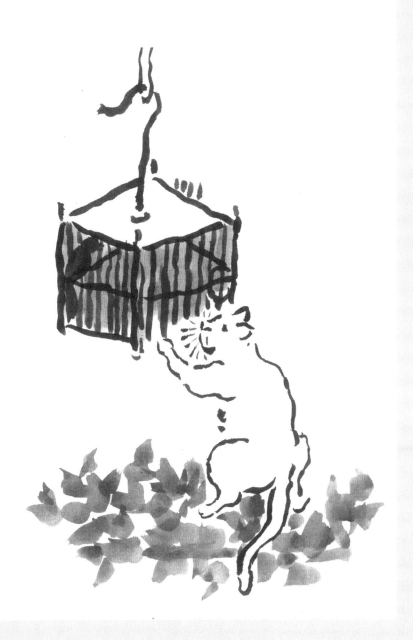

求不得

大道至简

第二个重大观念

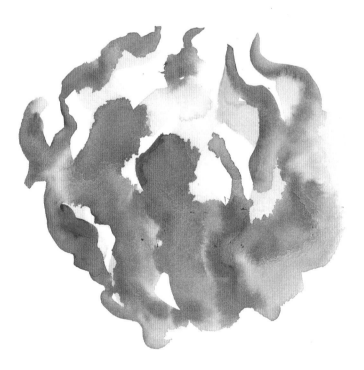

五阴炽盛

三、西医

人吃五谷杂粮，自然会生、老、病、死。

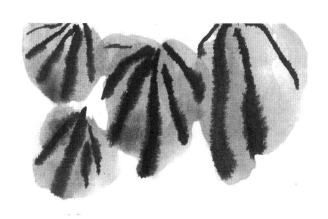

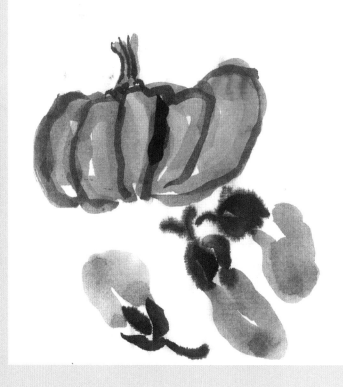

第二个重大观念

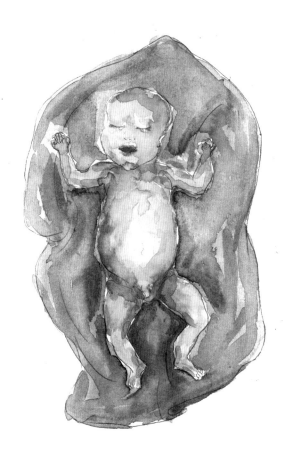

生

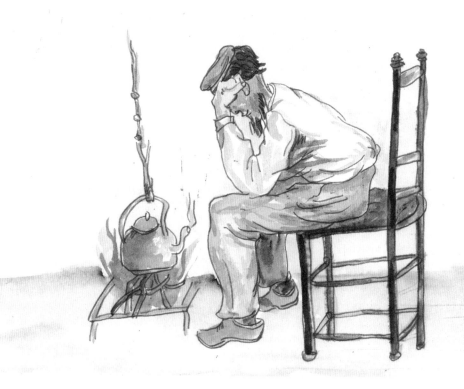

老

第二个重大观念

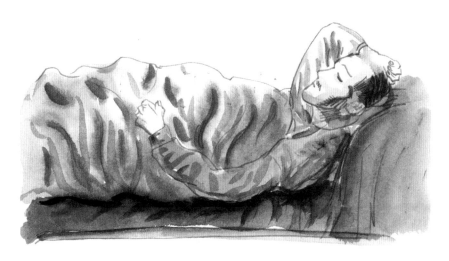

病

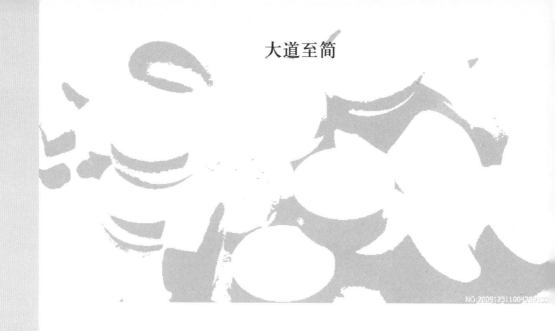

大道至简

死

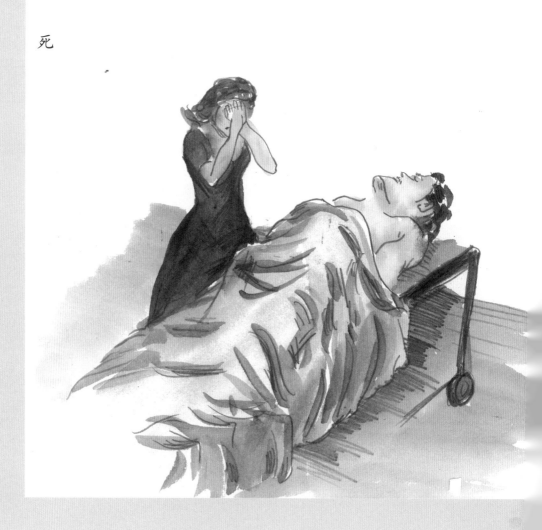

四、中医

人不仅有喜、怒、忧、思、悲、恐、惊七情变化，

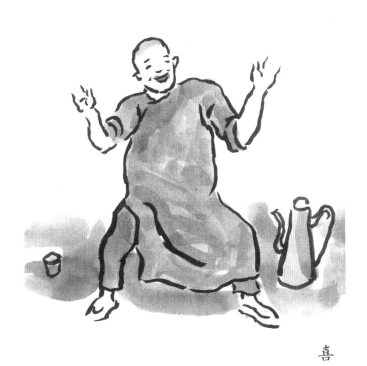

喜

大道至简

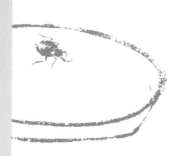

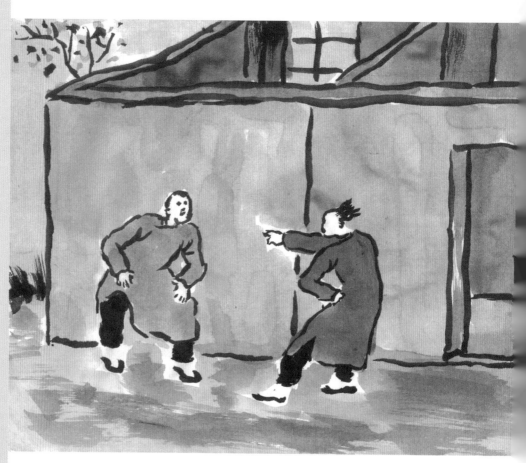

怒

第二个重大观念

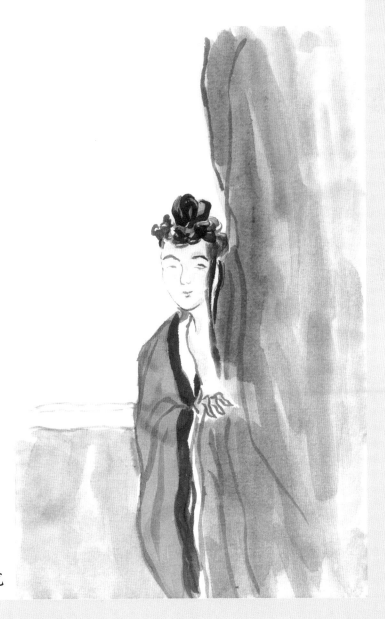

忧

大道至简

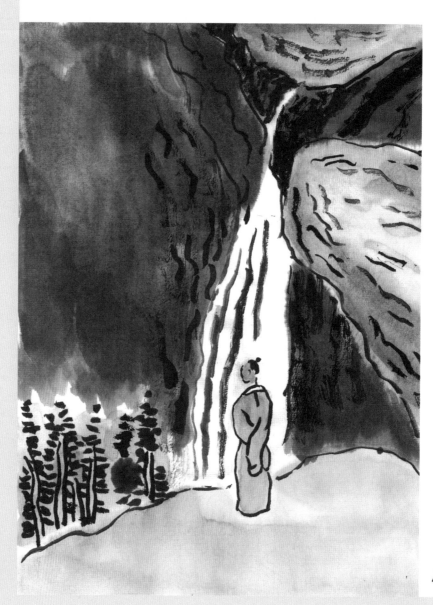

思

第二个重大观念

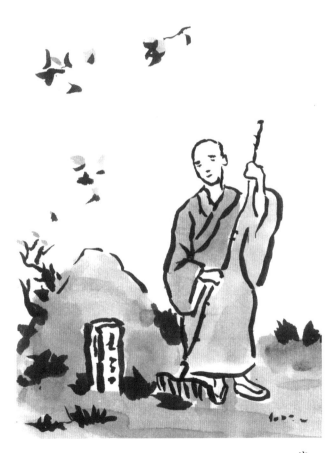

悲

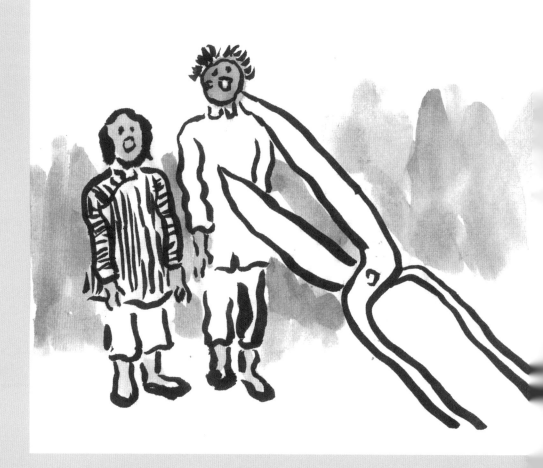

大道至简

恐

第二个重大观念

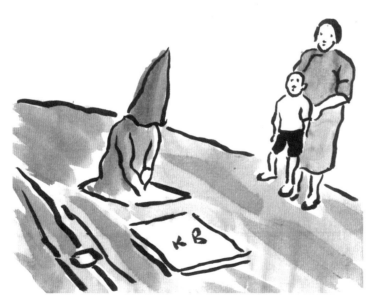

惊

而且人同样要吃五谷杂粮，

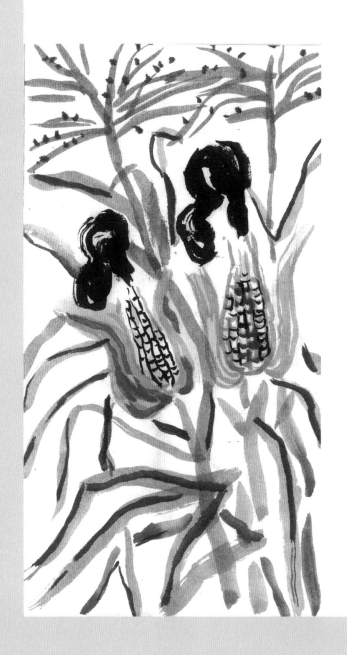

但是中医认为人的生长规律却是：生、长、壮、老、已。

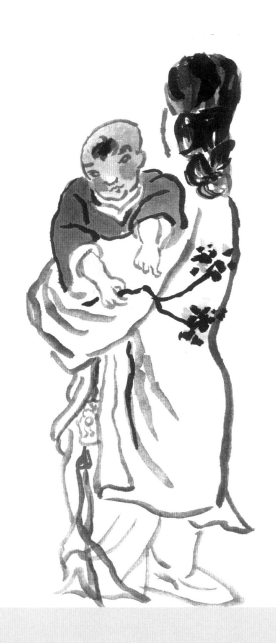

生

大道至简

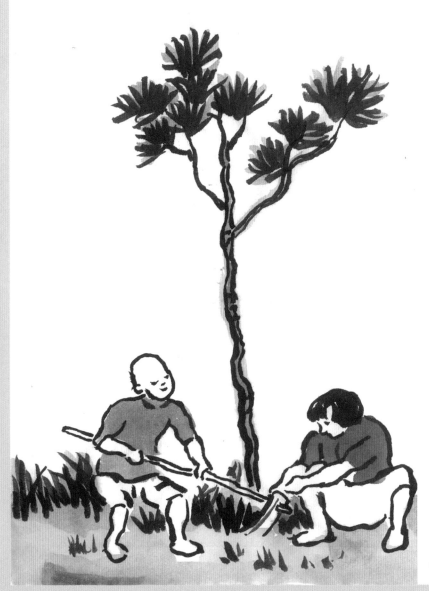

长

第二个重大观念

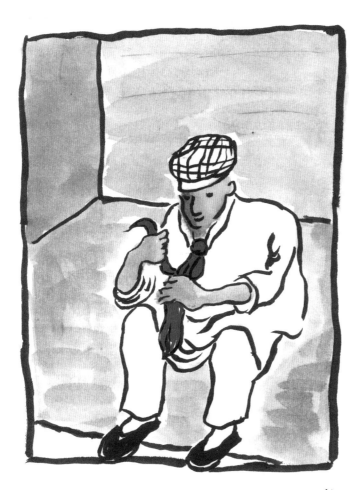

壮

大道至简

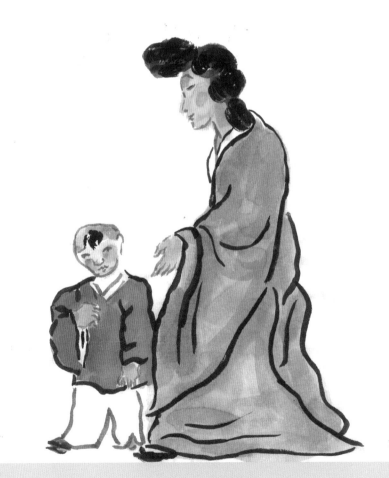

老

第二个重大观念

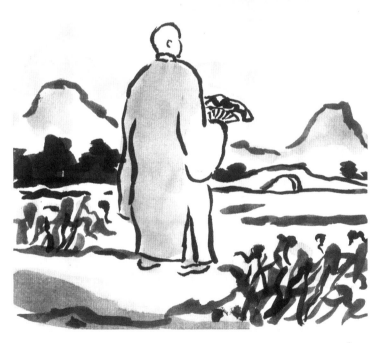

大道至简

　　请注意中医讲的人的生长规律中并没有"病"和"死"的概念，即如果能够真正按照中医的思维和要求去生活的话是不应该发生疾病的——"无病"，最多会有不舒服的症状，通过中医的方法调理就能很快消除。

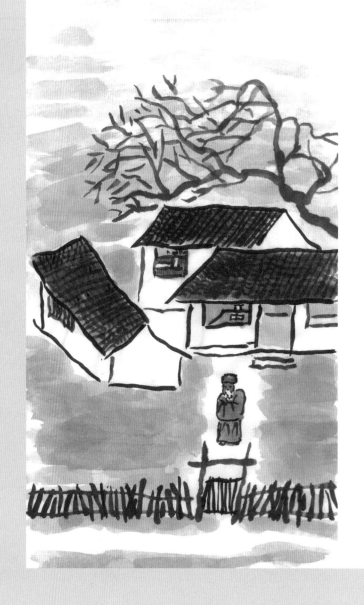

第二个重大观念

而我们可以慢慢地老去，最后活过百岁，无疾而终——不是痛苦地、无望地躺着死去，而是有尊严地、有质量地、微笑着坐着"度百岁乃去"。

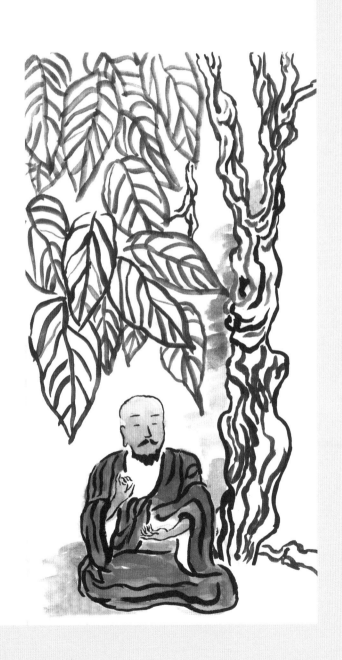

超岱长命百岁六原则

　　那么怎样才能做到健康长寿呢？只要按照超岱长命百岁六原则去做应可实现！

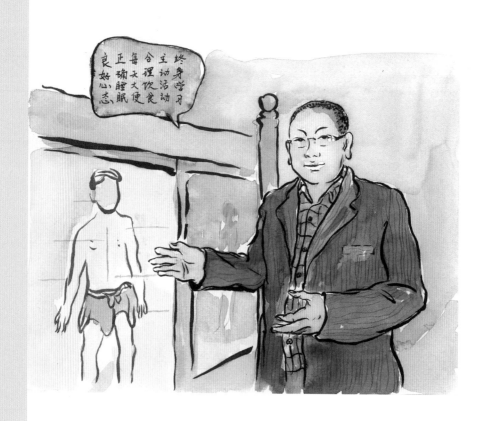

超岱长命百岁六原则

　　一切有利于健康长寿的事多做，不利于健康长寿的事不做或少做，同时必须牢固树立人完全可以"无疾而终"的理念。

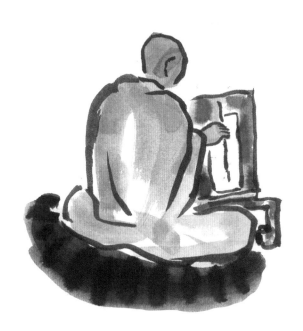

一、心态——良好心态

首先要自强不息。

青少年以学习为己任、以强壮身体为己任。

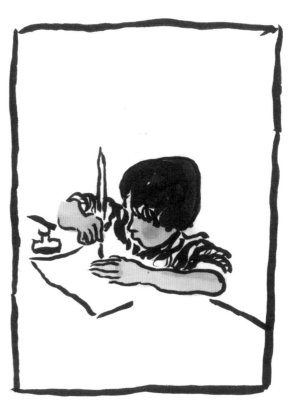

青少年以学习为己任

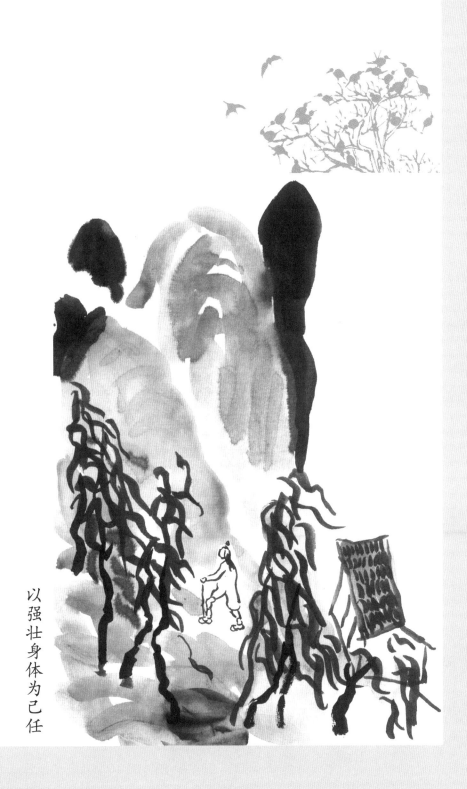

以强壮身体为己任

中青年以奉献担当为己任、以努力工作为己任、以追求上进成效为己任。

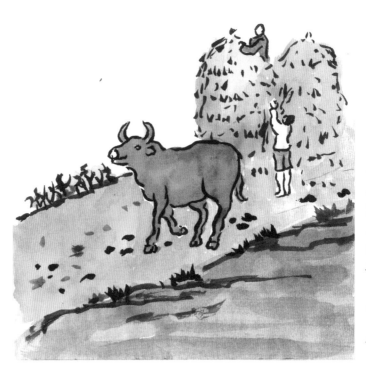

中青年以奉献担当为己任

超岱长命百岁六原则——良好心态

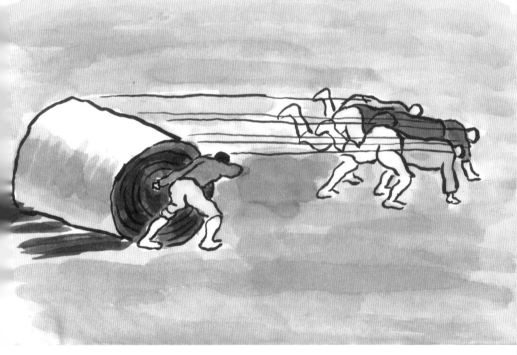

以努力工作为己任

53

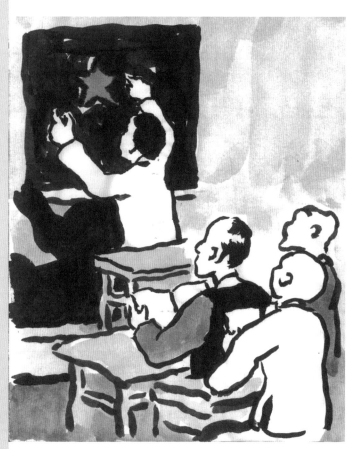

以追求上进成效为己任

老年以老有所养、老有所学、老有所乐、老有所教为己任，以健康为己任，不给家庭、社会、党添麻烦。

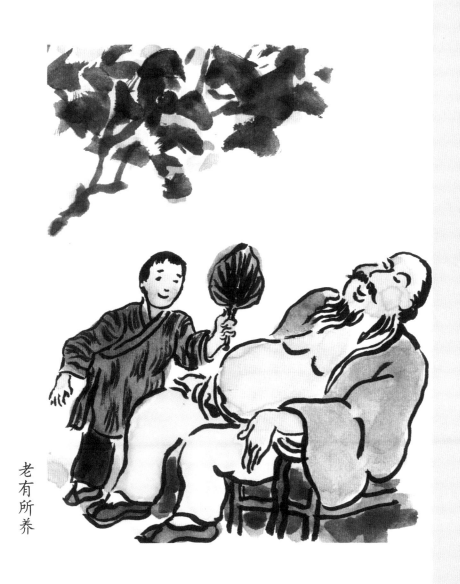

老有所养

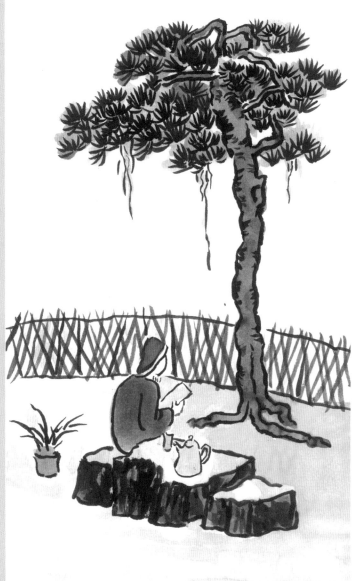

老有所学

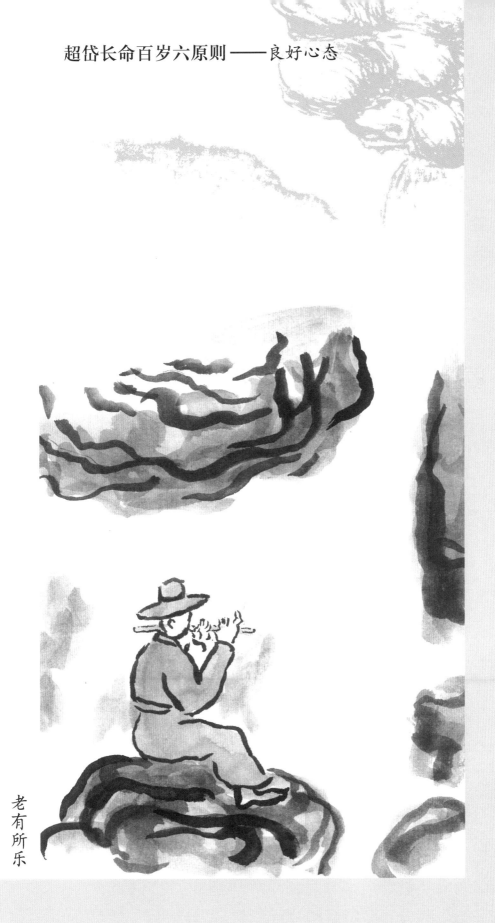

老有所乐

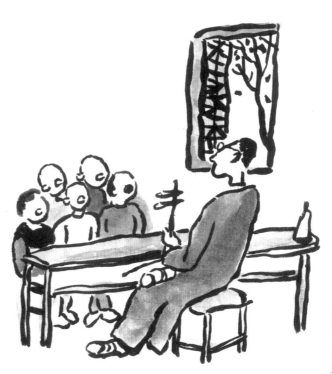

老有所教

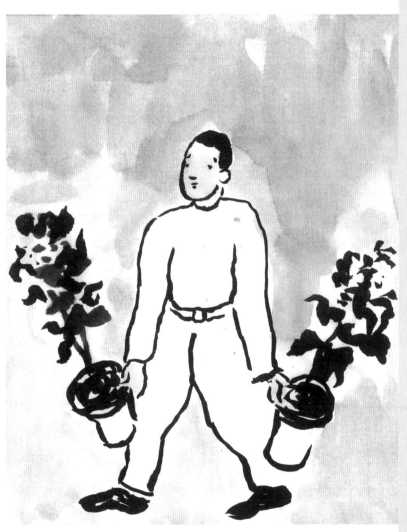

老年以健康为己任，不给家庭、社会、党添麻烦

　　其次要与人为善。

　　您想他人如何对待您，您就应该如何对待他人，不害人、不欺负人、讲团结。

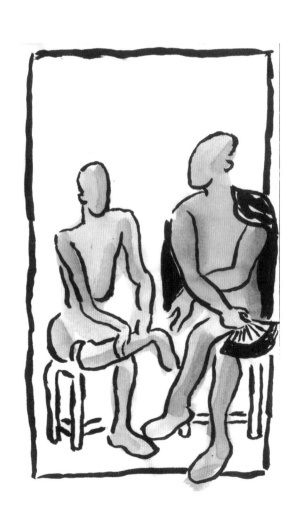

其三要知足常乐。

要与自己比，每天进步一点点，要有感恩之心。

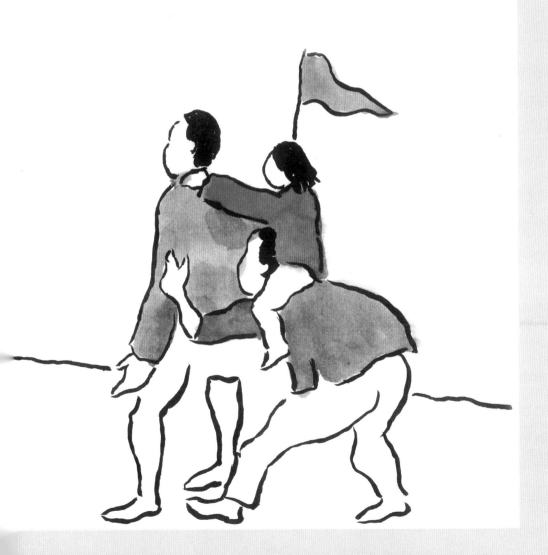

其四要心安理得。

做任何事情都要对得起自己的良心。

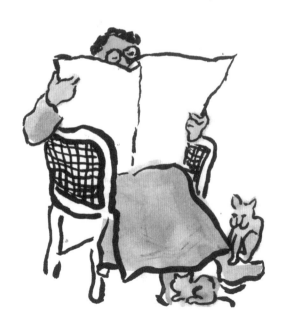

要多做善事，多做有益于他人和社会的事。

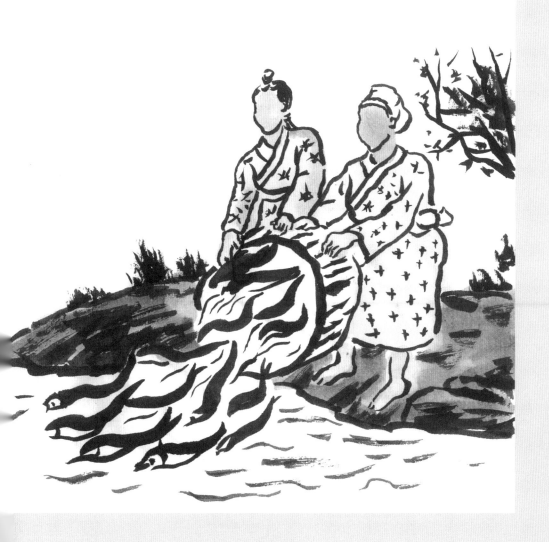

大道至简

从而实现"恬惔虚无，真气从之，精神内守，病安从来"(《黄帝内经·上古天真论篇第一》)。

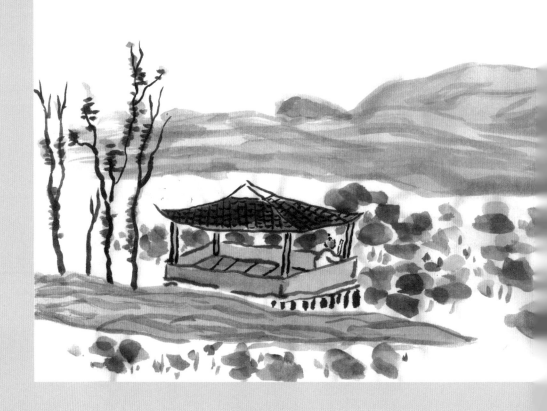

　　只有淡薄名利，不刻意追求功利，真气才能重新归来，形与神俱。

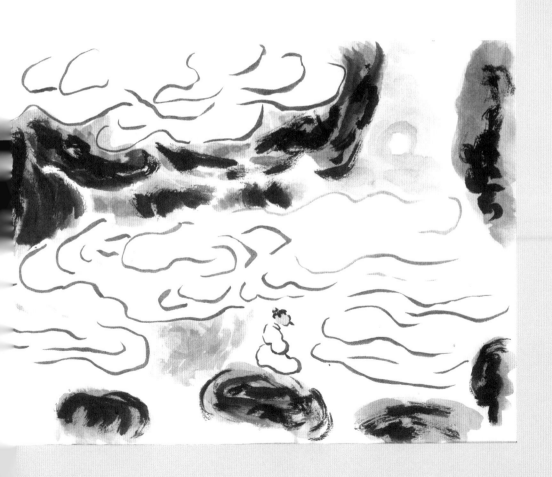

最终可以做到无疾而终，度百岁乃去。

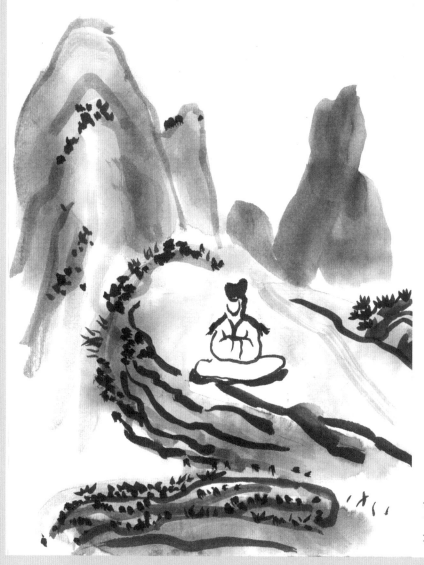

无疾而终

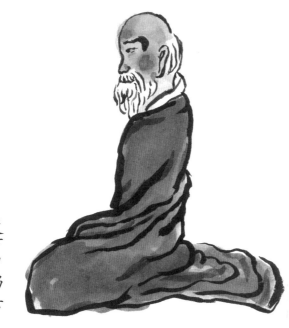

度百岁乃去

二、睡眠 ——正确睡眠

一要避风。

住宅里最重要的"风水"就是床的摆放位置，如果条件允许，一定要远离窗、门，因为要避风。床不要安放在有过堂风的地方。

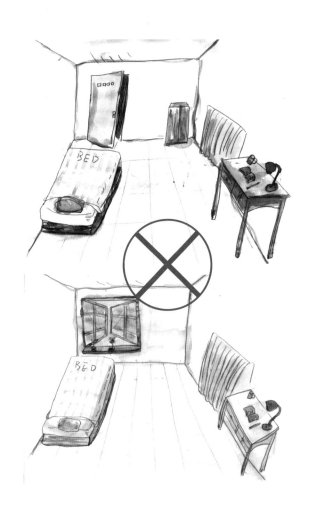

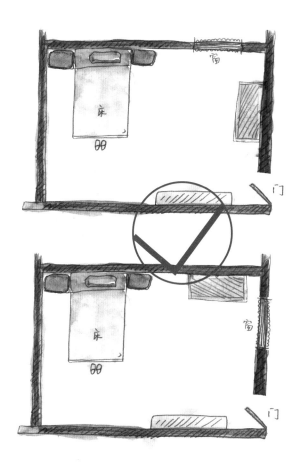

二要盖肚。

再暖和的天，睡觉时也要注意盖肚脐（神
阙），其目的是为了避免风的侵袭。

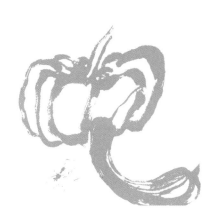

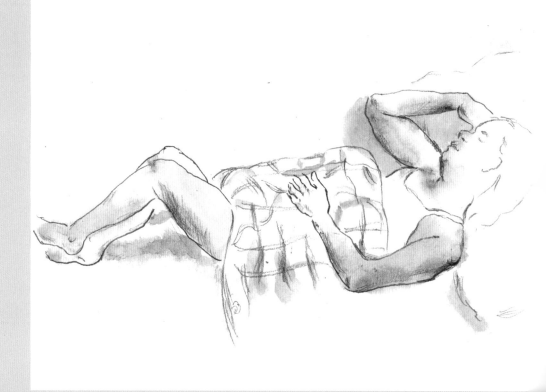

三要睡子午觉。

晚上 11 点之前应当上床睡觉。老年人可以在 10 点之前。中午小憩 30 分钟至 50 分钟即可（子时：晚上 11 时至凌晨 1 时。午时：中午 11 时至下午 1 时）。

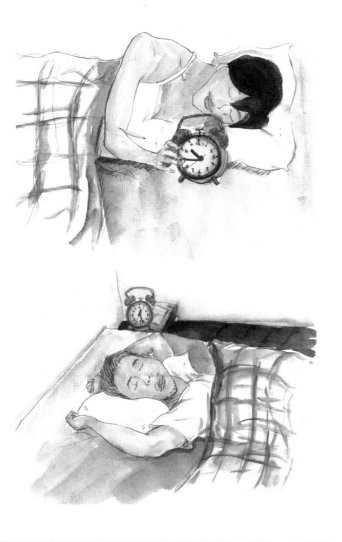

四要早睡早起。

年轻人晚上 11 点前睡，早上 6 点醒后做林氏晨操。老年人晚上 10 点前睡，早上 5 点醒后做林氏晨操。

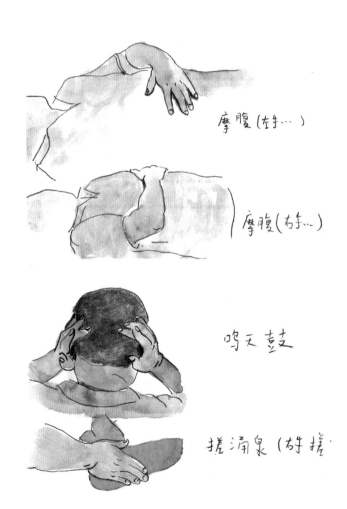

摩腹（左手…）

摩腹（右手…）

鸣天鼓

搓涌泉（左搓

五忌久卧伤气。

比如有些年轻人周六、周日从凌晨 2 ~ 3 点睡到中午 12 点，中医讲久卧阳气不伸而伤气，醒了更觉困。

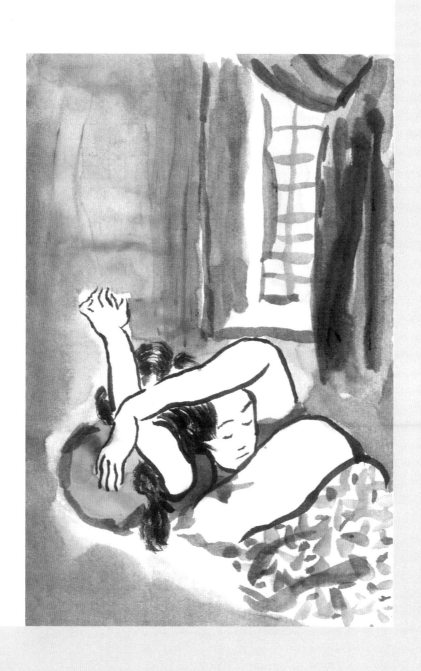

三、大便——每天大便

要注意摩腹、提肛。所有人都应该保证每天排一次大便。

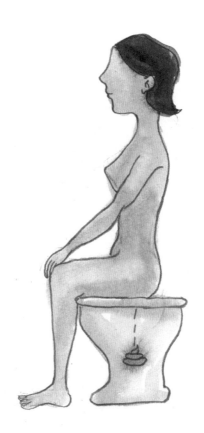

应当在做好林氏晨操后于早上 7 点之前处理完大便，因为早上 5 ～ 7 时是大肠经当令，有利于大便排泄。

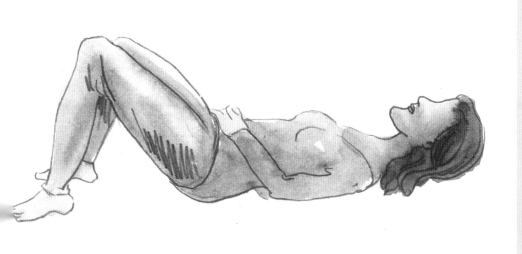

四、饮食——合理饮食

一应少一点。

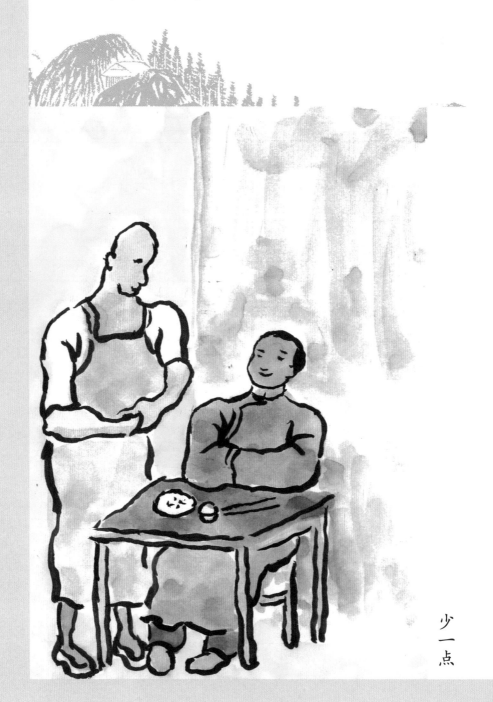

少一点

二应暖一点。

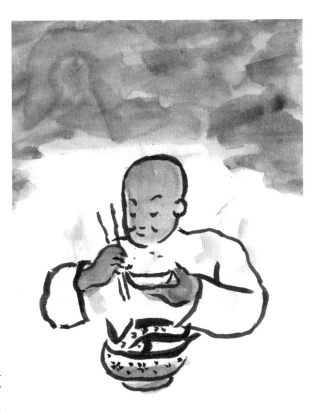

暖一点

三应淡一点。四应素一点。

二八开，荤二、素八。

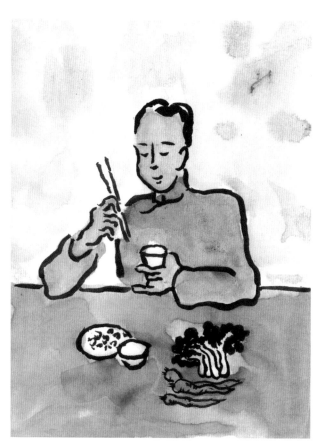

淡一点、素一点

五应早一点。

指晚餐要在晚 8 点之前完成。

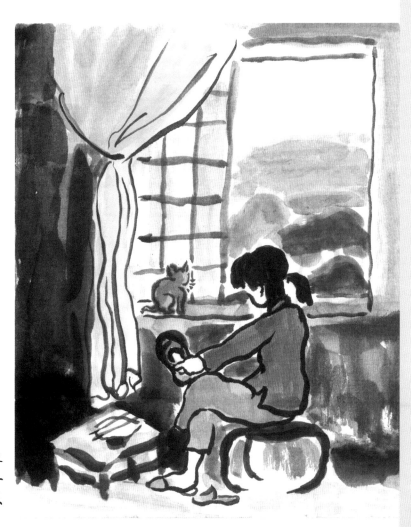

早一点

大道至简

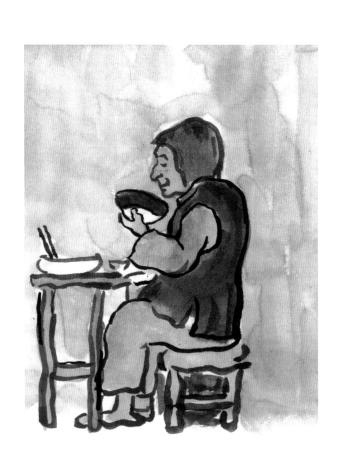

六应多喝粥。

喝各种粥。

七要戒烟限酒。

酒每天不超一两。

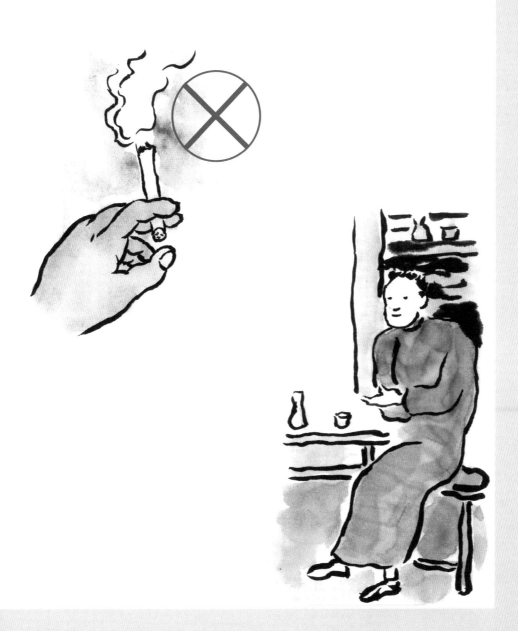

八应喝温开水。

世界上最好的饮料第一是温开水，第二是淡淡的茶水。

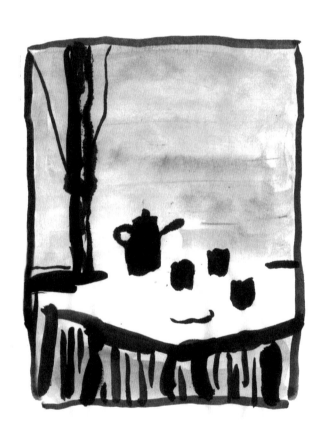

九忌冷饮。十应少喝饮料。

冷饮易伤脾胃之阳气。饮料可能涉及色素和防腐剂等。

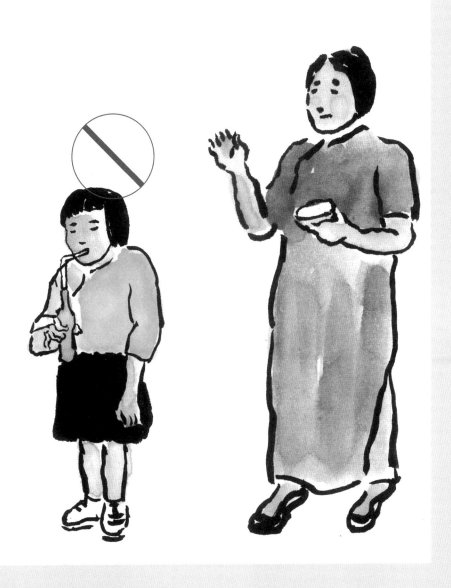

五、活动——主动活动

一是快走慢跑。

青年人可以快走慢跑，每天 10000 步以上。

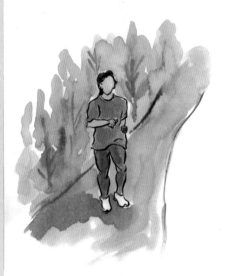

快
走

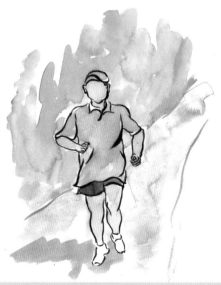

慢
跑

二是散步。

老年人以比散步稍快一点的频率快走，每天酌情在 5000 至 10000 步之间。

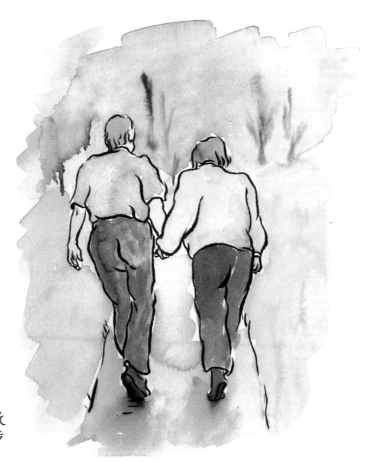

散步

三是打太极拳。

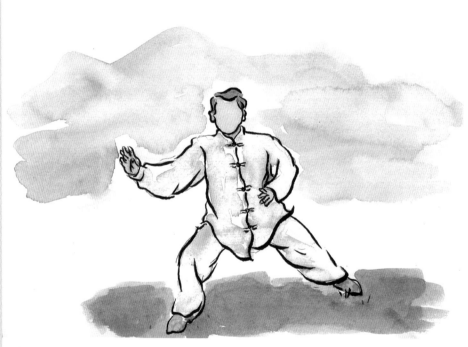

打太极拳

四是舞太极剑。

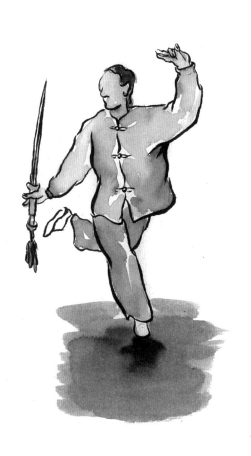

舞太极剑

五是游泳。

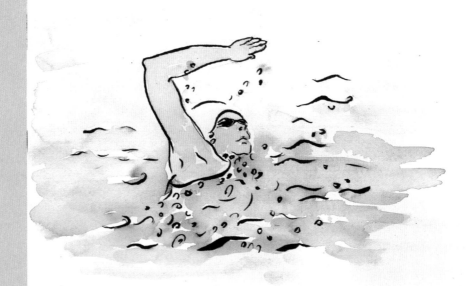

游泳

六是打门球。

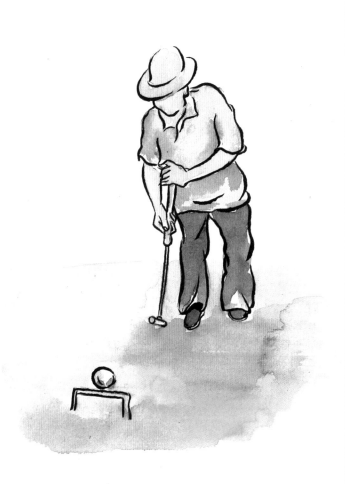

打门球

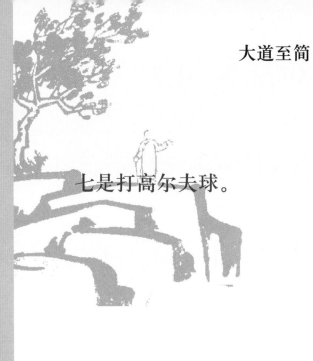

七是打高尔夫球。

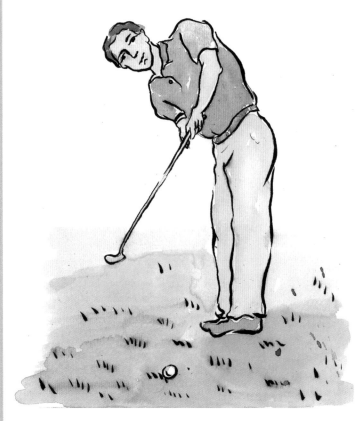

打高尔夫球

八是 50 岁以后要慎打某些球类。

慎打羽毛球、乒乓球、网球、篮球、排球等。因为它们都是"被动"运动。为什么是"被动"运动呢？是因为人性决定了对方打球过来，您一定会不顾姿势地去接球，从而容易造成腰部、膝部和踝部受伤。打保龄球亦然，风险也大。

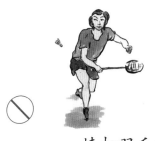
慎打羽毛球

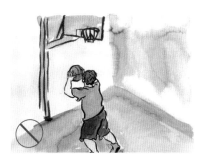
慎打篮球

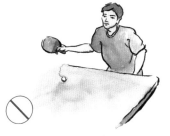
慎打乒乓球

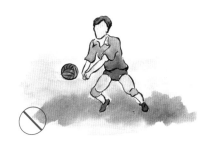
慎打排球

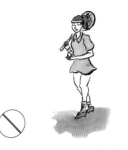
慎打网球

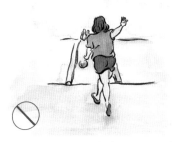
慎打保龄球

九是慎登山、爬楼梯。

因为人体 80% 的重量都压在膝关节上，登山和爬楼梯容易损伤膝关节，到老了就可能行动不便、坐轮椅。

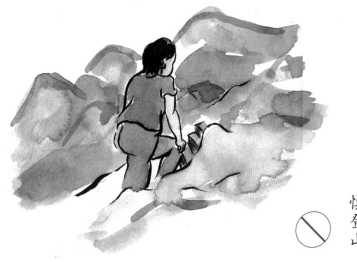

慎登山

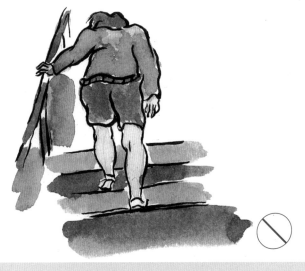

慎爬楼梯

长期坐轮椅者长寿者寡。

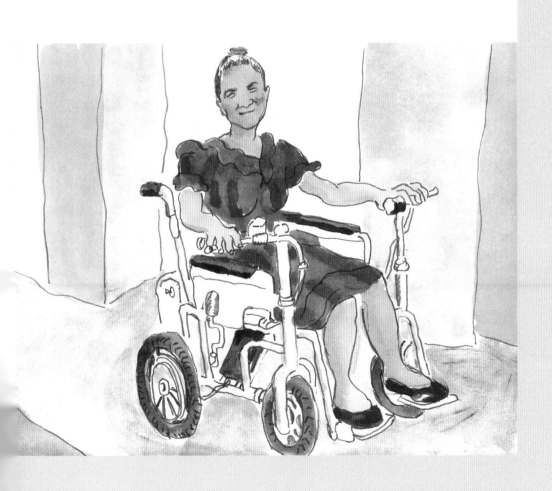

六、学习——终身学习

晨朗诵、暮默念，日日不辍。学习是改变自己的根本。

早上大声朗读，60分钟即可。晚上默念不出声，可以避免动气。

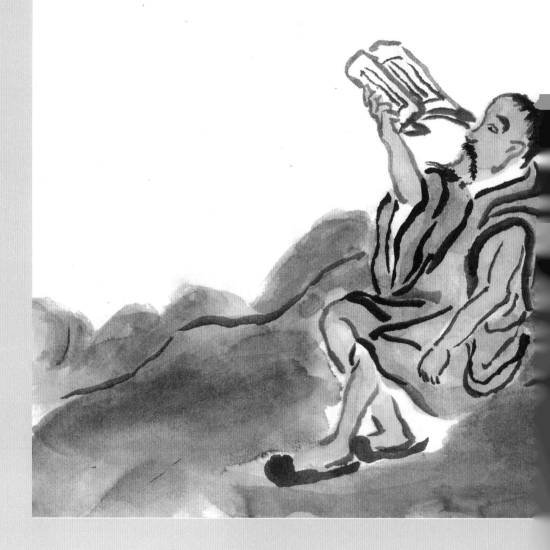

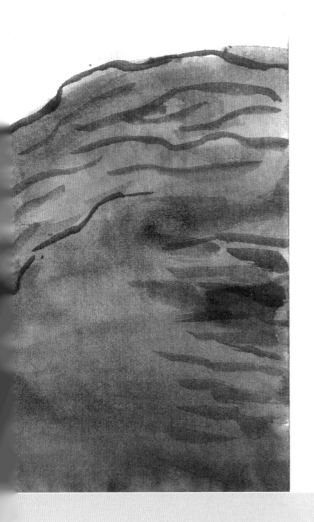

　　超岱长命百岁六原则形成了一个良性循环：您只有保持良好的心态，才可能实现美好的睡眠。

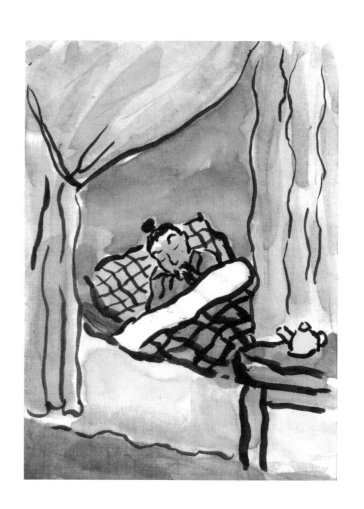

现在人们都是"吃"多了，所以我把"每天大便"排在第三的位置，就是要告诉大家排泄比吃进更重要！

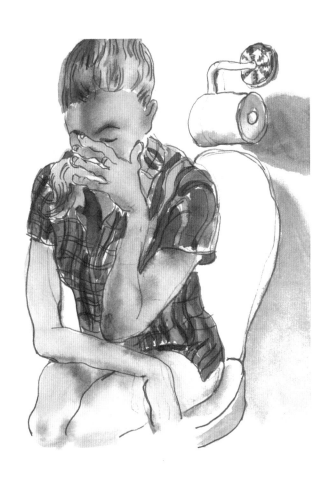

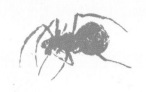

大道至简

　　没有良好心态您就不会有合理饮食，很可能暴饮暴食，自曝自弃。

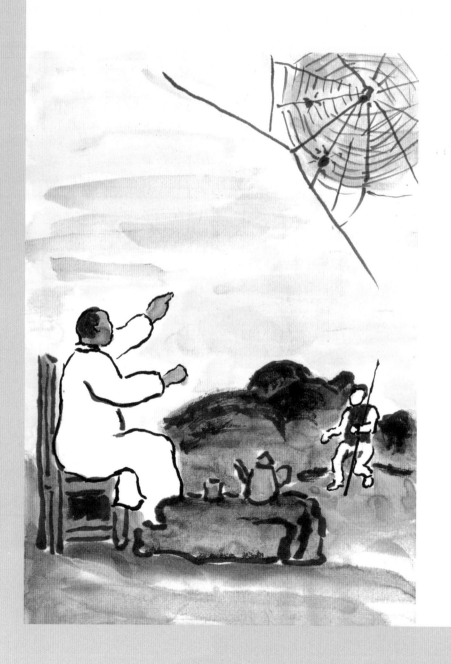

没有主动活动和林氏晨操您可能就没有每天心情愉悦、充满活力的精、气、神！

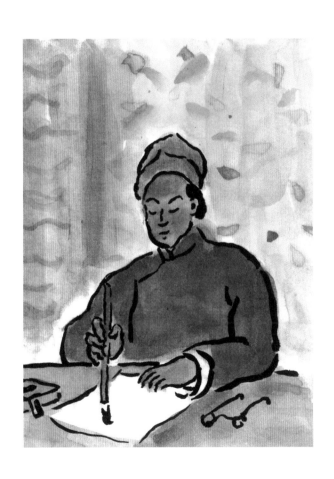

大道至简

　　如果不能终身学习，那么您可能对于社会、人们以及自己心身不够了解，就不会有良好的心态，从而导致睡眠、大便、饮食、活动等的异常。

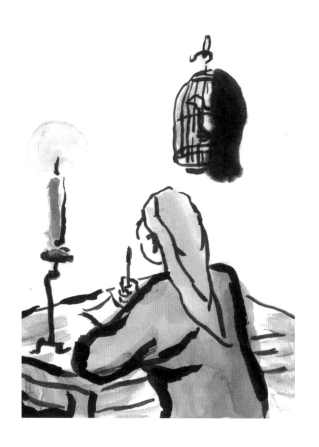

如果您喜欢健康长寿的话请坚持实践超岱长命百岁六原则吧。

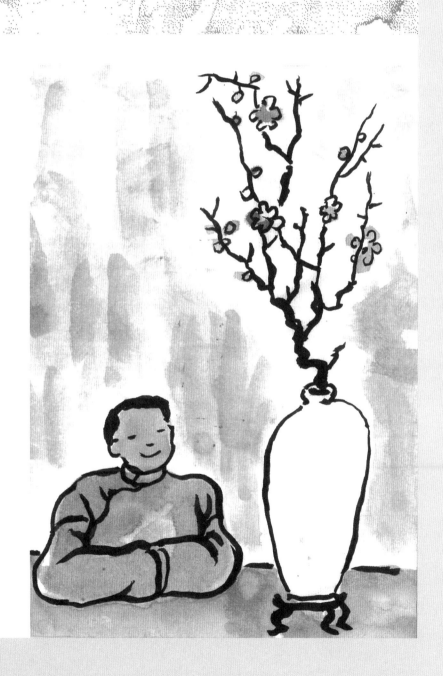

"上工不治已病治未病"，发生不舒服的症状，是身体在提醒我们要改变以往的生活习惯了。

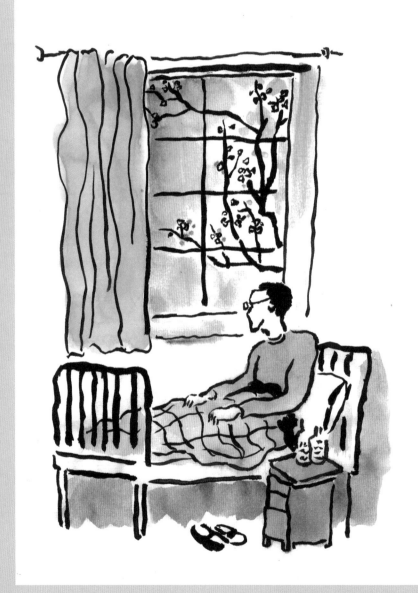

发生症状有来就有去，只要按照我们中医的和上述方法去生活，及时消除引起不舒服的原因，实现"无病到天年"是不是再正常不过的事情呢？

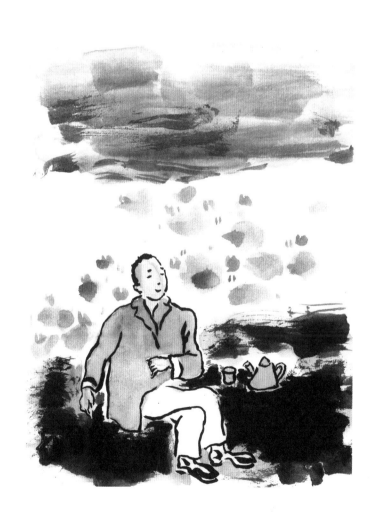

来吧，现在就开始我们的快乐生命之旅吧！

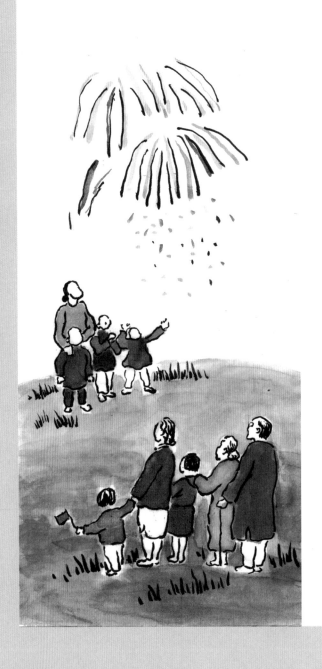

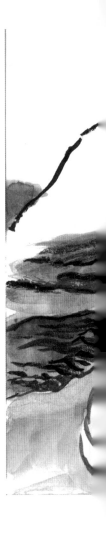

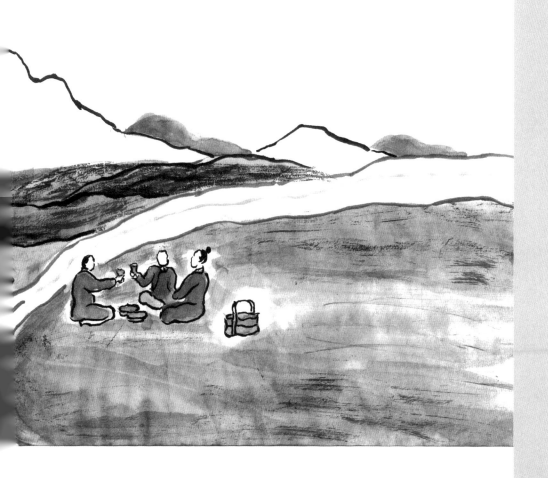

林氏晨操

一、摩腹（按摩五脏六腑，从"根上"解决问题）

躺床上。先左手逆时针方向在腹部摩腹99次，小圈、大圈随意；然后右手顺时针方向在腹部摩腹99次，小圈、大圈随意。小圈是指环绕肚脐周围。大圈是指环绕上至乳房，下至耻骨联合（毛际）。

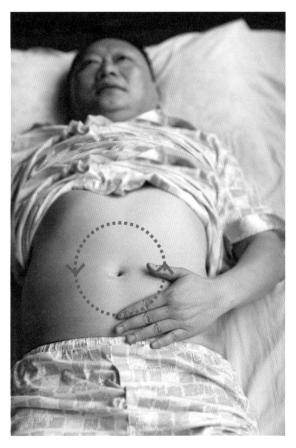

小圈（左）

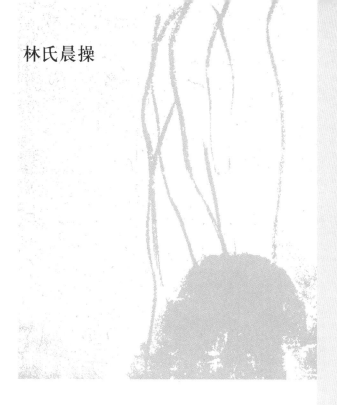

林氏晨操

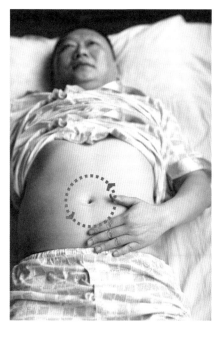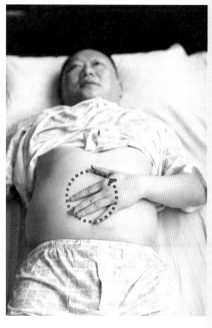

小圈（左）

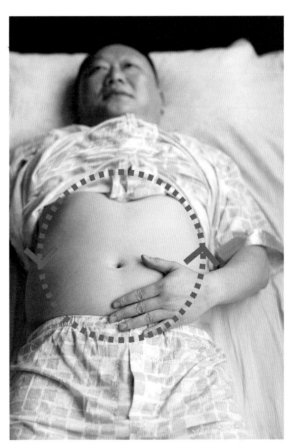

大圈（左）

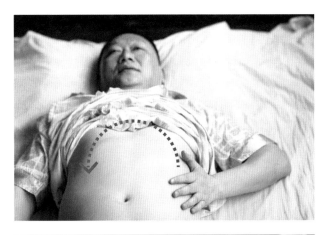

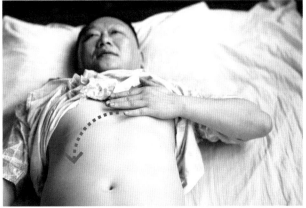

大圈（左）

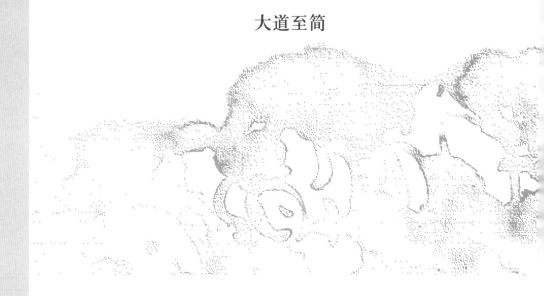

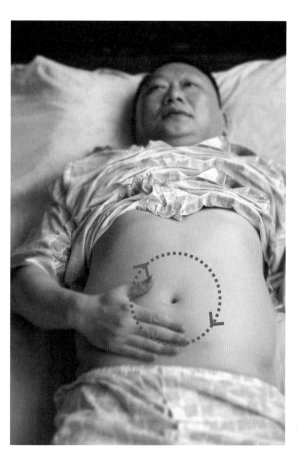

小圈（右）

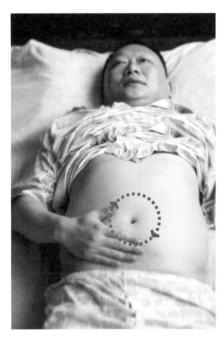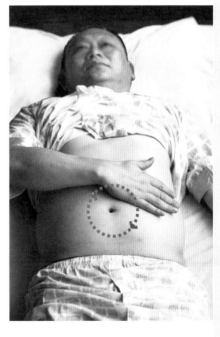

小圈（右）

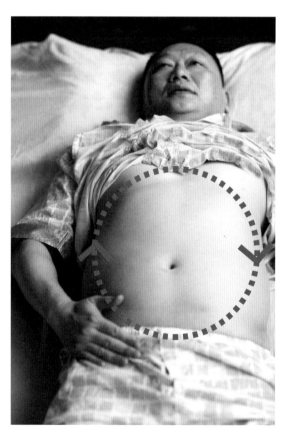

大圈（右）

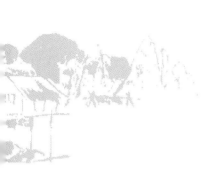

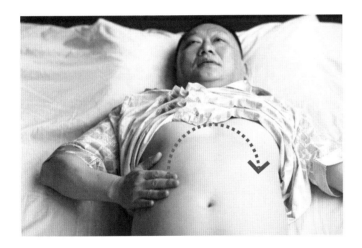

大圈（右）

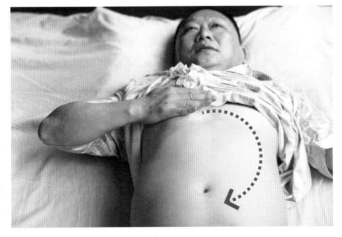

二、揉腰（襄助肾气，疏通经络）

躺床上。侧身左右环绕腰胁部揉腰各99次，左侧逆时针方向环绕揉，右侧顺时针方向环绕揉。

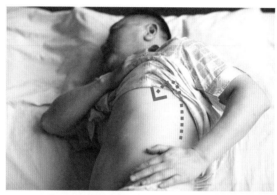

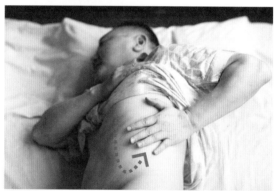

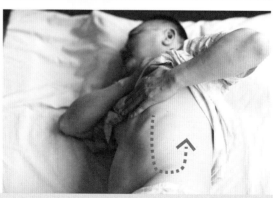

揉腰（左）

114

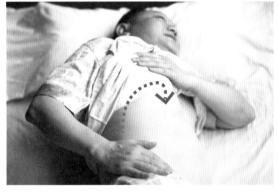

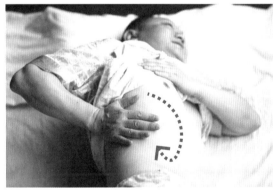

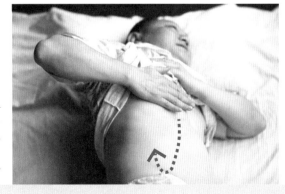

揉腰（右）

三、瞪眼（凝聚肝气，清肝明目）

躺床上。眼睛先用力闭，然后用力睁。另加转眼球，上下左右转和看，要注意"到位不用力"。各30次。

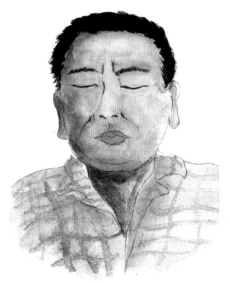

用力闭

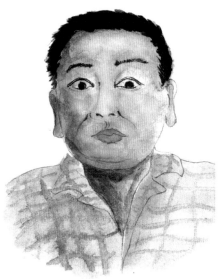

用力睁

林氏晨操

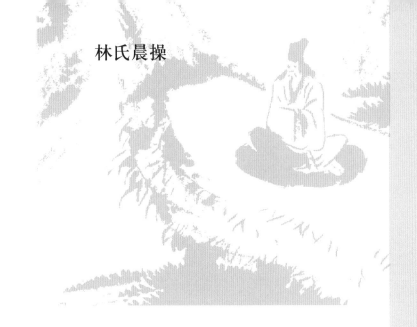

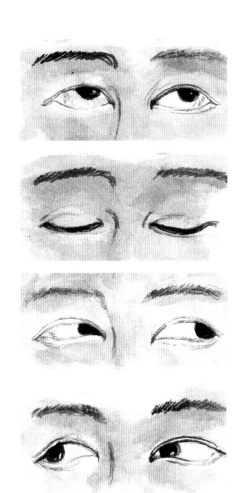

上下左右转和看

四、搓耳（延迟或减轻耳鸣耳聋症状）

坐床边或躺床上。左右手分别搓左右耳。用食指和中指夹着耳朵上下搓动99次。

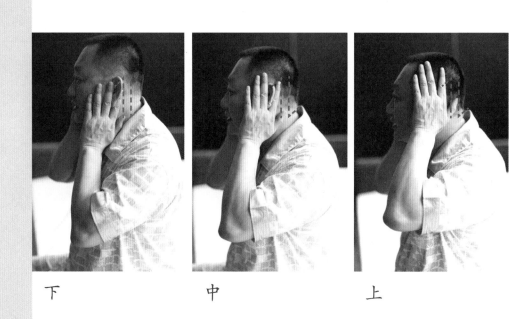

下　　　　　　　中　　　　　　　上

五、梳头（提振精神，清醒头脑）

坐床边或躺床上稍微抬起头。左右手前后循环梳头 99 次。

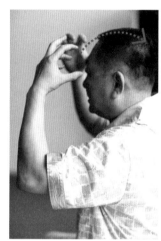
姿势

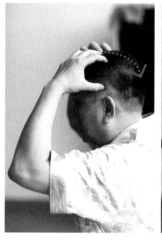
前

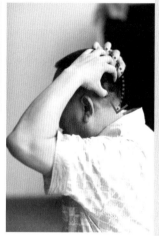
中

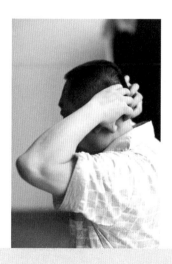
后

六、鸣天鼓（延缓记忆力减退）

坐床边或躺床上稍微抬起头。左右手分别捂住左右耳，然后用食指通过弹中指，从而形成一个力量打在风池穴内上方。各99下。

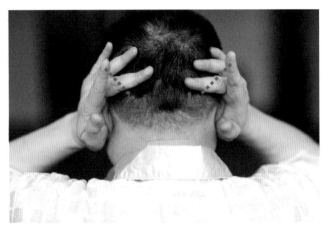

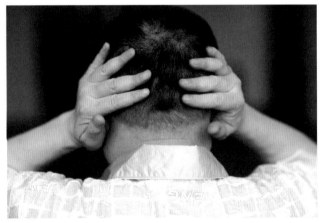

林氏晨操

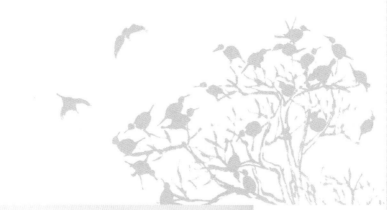

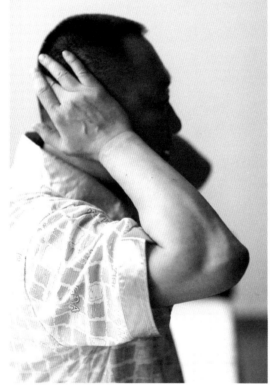

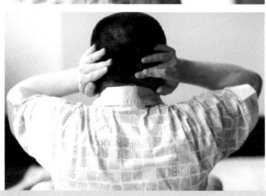

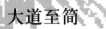

七、搓涌泉（阴阳交接，养肾固精）

坐床边。左手掌搓右脚掌、右手掌搓左脚掌，从下往上、从上往下循环搓。各99次。

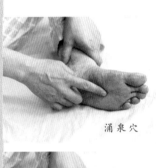

涌泉穴

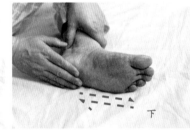

下

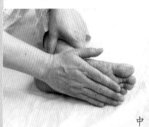

中

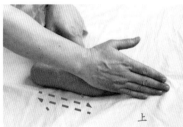

上

搓涌泉（左脚）

122

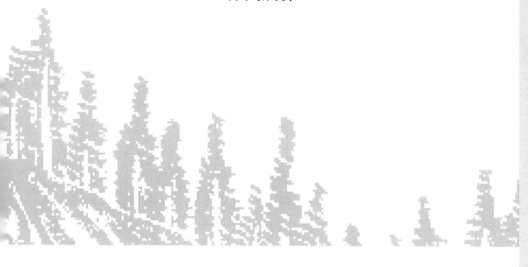

搓涌泉（右脚）

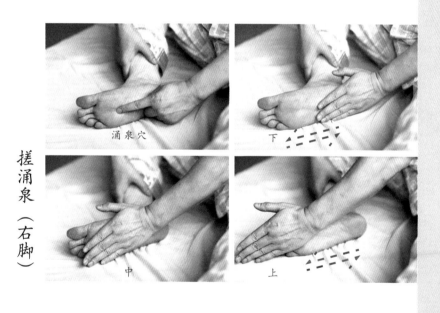

涌泉穴

下

中

上

八、提肛（提升阳气，通利大便）

坐床边。用力收缩肛门 200 下。

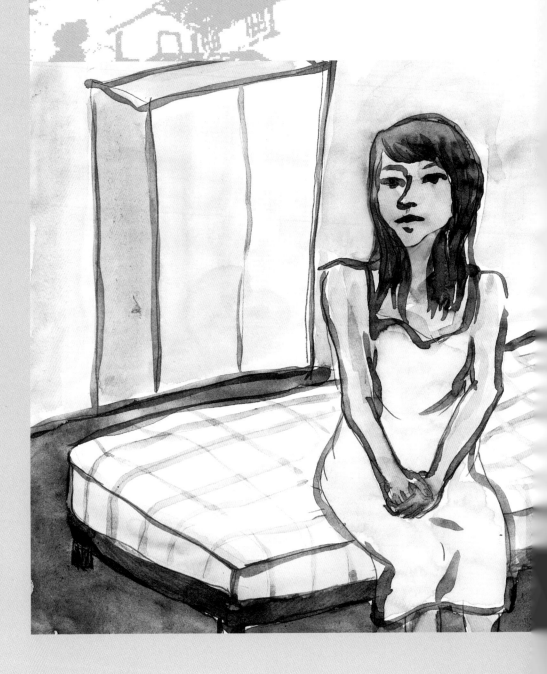

林氏晨操

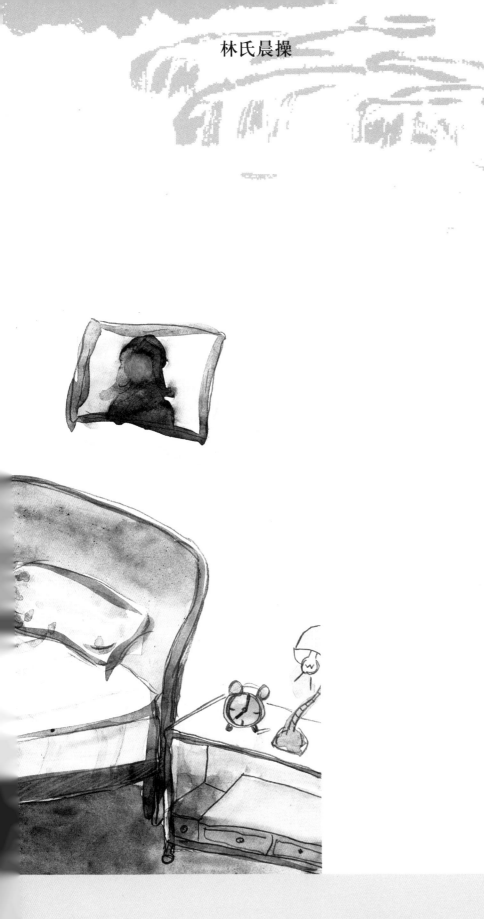

六大疼痛应急自救点穴

一、应急自救点穴腹部取穴方法

1. 水平线

患者一般取仰卧位。量取穴位者将刻度尺端平，以水平线测量。如果自身进行测量，亦可站立对着镜子用刻度尺量，但可能不够精准。

2. 比例寸

无论高矮胖瘦均按比例寸取穴。上腹部从中庭穴（胸剑联合中点）到神阙穴（肚脐）中心点为8寸；下腹部从神阙穴中心点到曲骨穴（耻骨联合上缘中点）为5寸；腹部一侧外缘至神阙穴中心点为6寸。可以从腹侧用一刻度尺贴腹壁外缘与床成90度角垂直伸出，用另一刻度尺与前尺的平面角90度相交向神阙处度量，所得的直线（水平线）距离为6寸。

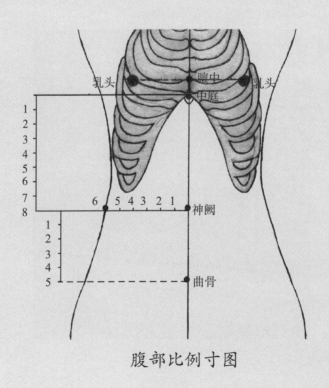

腹部比例寸图

3. 中庭穴的选取

中庭穴位于任脉上，膻中穴（两乳之间前胸正中线上）之下、鸠尾穴（胸骨柄之尾）之上，双侧肋骨向胸上融会成胸骨的下缘凹陷处。我的经验是左手拇指置于大致位置，右手中指从左右肋骨往上轻推，两手配合反复确认。因为找准中庭穴非常重要，它会直接影响上腹部所有穴位的位置。

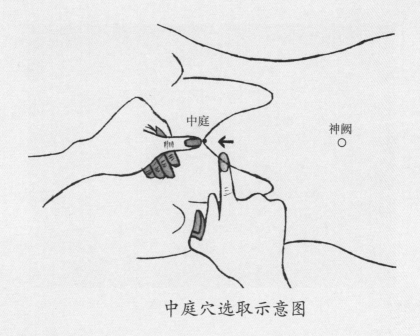

中庭穴选取示意图

4. 任脉的选取

根据薄智云教授的经验和我的论证，任脉应当位于腹白线下方，而腹白线有扭曲现象，因此简单地把腹部的正中线作为任脉来取穴，在大多数情况下是不正确的。腹白线多从汗毛聚集或色深或色浅的走向进行观察，一般来说只要仔细观察均较为容易找到。实在分辨不清就先以腹部正中线为准，点穴后若出现效果则说明位置正确，否则需要重新考量。

5. 定位穴的选取

腹针定位穴一般选中脘、下脘、水分、气海、关元、双滑肉门、双外陵，其他穴位可以根据他们的位置进行定位。建议大家一定要用刻度尺进行度量，网上有一些人鼓吹不用尺子量，似乎很有"水平"，但是存在"差之毫厘，谬之千里"的巨大风险。

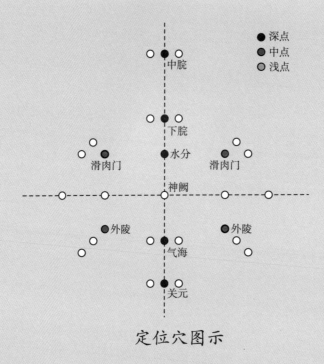

定位穴图示

6. 点穴力量轻重

一般而言，点任脉上的穴位需要用力，以能忍受为度；点其他穴位稍加用力即可。

为便于大家学习和运用，我给出的应急自救腹部点穴处方中标出深点（以●表示）、中点（以●表示）、浅点（以○表示），供大家参考。

二、六大疼痛应急自救点穴操作要点

1. 头痛（偏头痛）

处方及操作：中脘（深点）、关元（深点）、滑肉门（双侧；中点）、中脘斜上（双侧，哪边痛点哪边；浅点）。

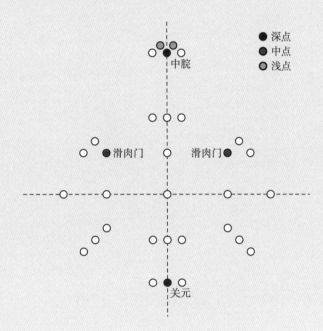

2. 颈部疼痛

处方及操作：中脘（深点）、下脘（中点）、关元（深点）、商曲（双侧，哪边痛点哪边；中点）。

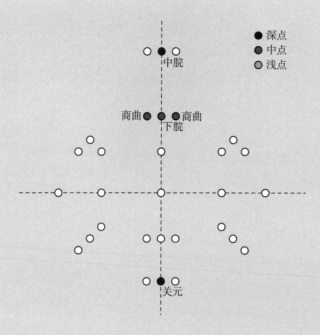

3. 肩部疼痛

处方及操作：中脘（深点）、下脘（深点）、滑肉门（双侧，哪边痛点哪边；中点）。

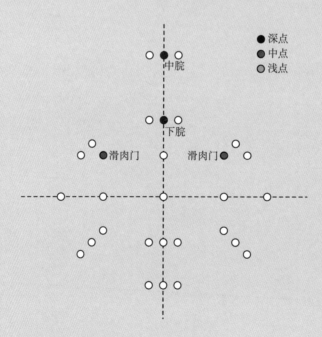

4.胃痛

处方及操作：中脘（深点）、天枢（双侧；深点）、大横（双侧；深点）。

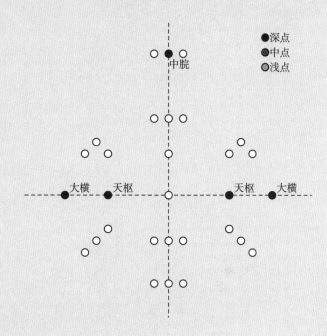

5.痛经

处方及操作：气海（深点）、关元（深点）、外陵（双侧；中点）、阿是穴（即哪儿痛点哪儿；中点）。

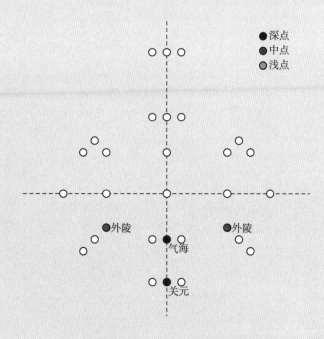

6. 膝关节疼痛

处方及操作：关元（深点）、外陵（双侧，哪边痛点哪边，中点）、下风湿点（双侧，哪边痛点哪边；中点）。

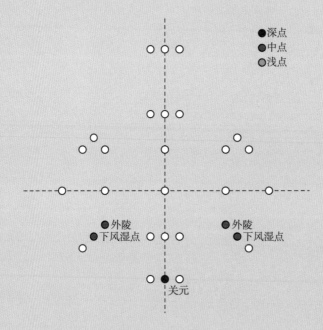

三、涉及穴位取穴部位一览表

穴名	取穴部位
中庭	任脉上，平第 5 肋间，当胸剑联合中点
中脘	任脉上，脐上 4 寸
下脘	任脉上，脐上 2 寸
商曲	下脘穴旁开 5 分处
水分	任脉上，脐上 1 寸
滑肉门	水分穴旁开 2 寸处
天枢	脐中旁开 2 寸处
大横	脐中旁开 3.5 寸处
外陵	脐中下 1 寸，任脉旁开 2 寸处
气海	任脉上，脐下 1.5 寸
下风湿点	气海穴旁开 2.5 寸
关元	任脉上，脐下 3 寸
曲骨	任脉上，脐下 5 寸，当耻骨联合上缘中点

附录

超岱长命百岁六原则日常监督表

原则及活动	完成任务 （打√）	没完成任务 （打×）	执行人 签名	监督人 签名
	年　　月　　日			
良好心态				
正确睡眠				
每天大便				
合理饮食				
主动学习				
快走\慢跑\散步				
*				
摩　腹				
揉　腰				
瞪　眼				
搓　耳				
梳　头				
鸣天鼓				
搓涌泉				
提　肛				
*				
*				
今天小结				

说明：

①打"*"在表中间者可自行填写活动项目：打太极拳、舞太极剑、游泳、打门球、打高尔夫球等；在表末者可填写"其他自选动作"。

②本表可剪下来复印后贴在墙头或床头以便监督。每天1张，坚持21天即可养成习惯。